JN028962

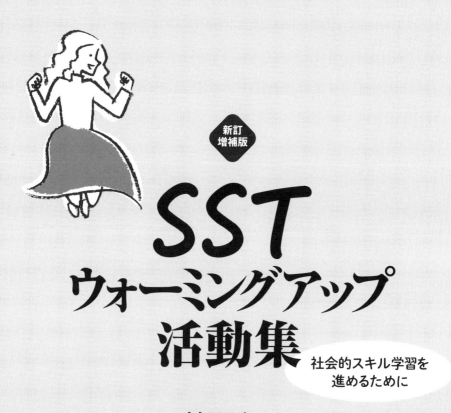

新訂
増補版

SST
ウォーミングアップ
活動集

社会的スキル学習を
進めるために

前田ケイ

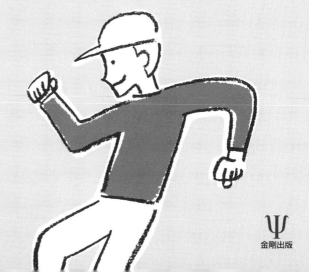

金剛出版

新訂増補版まえがき

　1990 年に『ウォーミングアップ活動集：精神障害者のリハビリテーションのために』を世に送り出して以来，有り難いことに多くの方に活用して頂きました。この 20 年の間に，いろいろな変化があったので，新しく新訂増補版をだすことを出版社から勧めて頂き，やっと決心しました。

　この本では社会的スキル学習／ SST（social skills training）のグループに役立つ，いろいろなウォーミングアップ活動を紹介しています。「社会的スキル」とは対人行動を通して，自分の目的を果たし，相手から期待した反応が得られる能力のことです。誰でも自分の社会的スキルが高まると毎日の生活はより豊かになり，社会のなかで生きていく自信が高まります。

　昨今，SST をグループで行っているところが増えています。医療，労働，教育，福祉，矯正教育や更生保護の分野での SST では，職員が支援チームを作って進めますが，その日のグループ学習の展開に責任を持つ人を SST リーダーと呼びます。リーダーは，グループの中で発生するすべての相互作用が SST 学習を促進するために効果的になり，参加している一人ひとりが仲間に助けられながら，自分のスキル学習が進むよう，全力で取り組む必要があります。

　しかし，このような良質の相互作用は人が集まったら自然に発生するという訳にはいきません。そのため，リーダーは，まず，参加メンバーの気持ちをほぐし，安心して，やるべきことを助けあってやっていけるように努力します。この本ではその初期の段階でのグループ活動のいろいろな方法を紹介しています。適切なウォーミングアップ活動を選び，上手に展開していくと，メンバーの心と体は生き生きとし，SST に取り組む気持ちが高まってくるでしょう。

　この本で紹介しているウォーミングアップ活動は利用者に評判がよかった

ものばかりです。私自身が考えたもの，かつて勤務していたルーテル学院大学の学生たちが考えてくれたもの，また，全国の各地で私のSST研修会に参加して下さった方から教えて頂いたものもあります。私が長年にわたるサイコドラマのグループで実践してきたものもあります。なかには，あまりにも日常的に行っていたので，何時，誰に教えてもらったのかが，わからないものもあります。しかし，この本のすべての活動についての説明，展開の工夫，エピソードの紹介などは著者の責任です。

　初版を出したときは，ウォーミングアップ活動の対象を精神科の病院に入院している方達や地域にある支援事業所の利用者を考えていましたが，その後，私自身，教育，福祉，矯正教育や更生保護の分野でのSSTをいろいろやってきた経験から，この本のウォーミングアップ活動は，どれでも，ちょっと工夫すれば，どの分野のSSTグループにも使える活動であることがわかりました。60のウォーミングアップ活動自体は初版と変わっていません。やりかたや展開の仕方に説明をつけ加えたものはたくさんあります。

　この本の完成に特に貢献してくれたのはルーテル学院大学学生SST研究会でした。放課後に集まって，みんなでいろいろな活動を試したときの熱気は忘れられません。その時，学生だった木々津愛里さんは校正を手伝って下さり，感謝しております。

　今回，新訂増補版を出すように勧めて下さった立石正信様，辛抱強く待っていてくださった中村奈々様に心から感謝申し上げます。

　この本によって，忙しい現場職員の方がたの負担が少しでも減り，生きづらさを抱えておられるSSTの参加者が少しでも元気になりますようにと願っております。

前田ケイ

目　　次

ウォーミングアップ活動をすすめるために

60 のウォーミングアップ活動

メンバーの緊張をほぐすための活動

エッセイ

序論：SST から見えてきたもの

　私は大学でソーシャルワークを教えながら，できる限り臨床の場に関わってきた。

　なかでも認知行動療法の一つである SST（social skills training）との縁が深い。

　1988 年に東大病院のデイホスピタルで医師らと SST を始めてから 35 年近くも SST を続けてきた。大学は 10 年以上前に退職したが，いまでも SST はいろいろな現場で実践している。

　その最大の理由は「SST は役に立つ」と喜んでくれる当事者が多く，毎回のセッションに手応えを感じ私自身，新しく学ぶことも数多いからである。

　「SST のおかげで笑えるようになりました」「人と話すのが不安でしたが，いまでは，緊張しないで話ができます」「おかげでお母さんに感謝することができました」「SST で小さなことを練習している間に，私の人生は大きく変わったと思います」などが当事者から聞かされた嬉しい言葉の例である。

　しかし，SST を続けているうちに，より鮮明に見えてきた課題が少なくない。以下，そのうちの二つを論じたい。

　第一は SST の現場に，熟練したソーシャルワーカーが欲しいということである。この現場に，熟練したソーシャルワーカーがいれば当事者ばかりでなく，当事者の環境の改善にも働きかけるだろう，それによって，当事者の生活の質は向上していくだろうに，と思わせられる。当事者の生活が少しでもよい方向に変わるために，SST はどの部分を受け持っているのか，それを自覚して実践する人が増えてほしい。また，病院や地域施設に訓練されたボランテイアを計画的に導入することができると，SST を豊かにするばかりでなく，組織自体をも活性化できよう。さらに，そのような市民参加は精神疾患や精神保健への理解を深める。そのために自分の現場ばかりでなく，

他の組織と連携して，地域全体に働きかけるソーシャルワーカーがほしい。

　多くの高校生はソーシャルワークを介護の仕事ととらえ，「給与が低く，苦労の多い仕事を選ばなくとも」と親も賛成しないことが多い。少子化の時代に，多くの大学では福祉を学びたい学生が激減し，定員割れの苦しみにあえいでいる。そのなかでも精神保健福祉を専攻したい学生が減っているという。精神科病院に偏見を持っている保護者も少なくなく，地域での精神保健福祉士の仕事にはっきりしたイメージが持てないし，キャリア・ラダーも明確に示されていない。でるだけ早期に福祉の国家資格の一本化を望みたい。

　世界で最も長いソーシャルワーク教育の歴史を持つコロンビア大学ソーシャルワーク大学院は入学案内に，Make waves, Move mountains, Change lives というスローガンを掲げている。この大学院では修士課程の学生が2学年合わせて約 500 人おり，そのなかには，すでに他の分野で修士号を持っている人がソーシャルワークの修士を第二の資格として専攻する，いわゆる，ダブル・ディグリーを目指す人もいる。ソーシャルワーク大学院の学生数が一桁のところが少なくない日本は，残念ながらソーシャルワーク教育で大きな遅れをとっている。

　それにもかかわらず，希望を与えてくれるのは，自分の現場で頑張っているソーシャルワーカーたちである。最近よい話を聞いた。ある地方の精神科病院のソーシャルワーカーたちが土曜日を使って自発的にアルコール患者さんの家庭を訪問したそうだ。生活実態を知るのは今後に必要なサービスを知るためと医師らを説得できた。期待した以上の患者さんがソーシャルワーカーの自宅訪問を歓迎したという。

　何年もデイケアに通い，生活保護を受給しながら暮らす多くの患者さんを，病院のデイケア室だけで見ていたソーシャルワーカーたちは，訪問で自分たちの想像をはるかに超えた生活の実態を見いだした。アパートの居室は「ゴミ屋敷」になって辛うじて寝るだけのスペースを確保して生活している人，禁酒していると言いながら，台所に何本もカラの酒瓶を転がしている人，本当に働けないのかと頭を傾げたくなるほど，自宅では，きびきびと動いている人など，貴重な姿を見ることができたという。

　これからがソーシャルワーカーの本当の腕の見せどころであろう。社会福祉協議会や福祉事務所，なかには地域包括支援センターのワーカーとの連絡，その他，地域内のさまざまな関係団体や機関との協働が必要になる。やらなくてもすむことをやらないでいては，山は動かず，波も立たず，人びとの生活は変化しない。病院の壁を切り崩し，新しい取り組みを進めるには，先輩ソーシャルワーカーの自発的なスーパービジョンやコンサルテーションが必要になってくるだろう。

　あたかも厚生労働省は平成 27 年の「新たな時代に対応した福祉の提供ビジョン」において全世代・全対象型の地域包括的支援体制の構築を打ち出している。ソーシャルワーク専門職として，互いに頑張ろう，と声を掛け合って前に進むしかない。

　第二は，もっと家族と手を組む医師がほしいということである。上記の例は「生活の場」で患者さんを見る大事さを示しているが，同居していても，離れていても，患者さんの生活に家族は重要な存在である。

　私の友人である医師らの多くは家族支援を実践している。SST をやっていると，ちょっとしたコミュニケーションの改善が患者と家族の関係をずっとよい方向に変えることを私は経験している。しかし，残念なことに病院でも地域のクリニックでも，医師が家族との面接を断る，または，患者が家族とどのような関係を保ちながら毎日の生活を送っているかに，全く関心のない医師も多いのではないか。

　家族 SST を長年やってきて，「わが子の現状や治療方針をもっと主治医から直接聞きたいのに，会ってもらえない」という訴えを，私はどれほど多く聞いてきたことか。

　リバーマンは，「1970 年以前の 2 世紀にわたって，家族は重篤な精神障害の治療から排除されるか，発症や慢性化に対して何らかの責任を負わされるかのどちらかであった」と述べているが（リバーマン，2011，p.216），日本では多くの場所で，いまだに 1970 年以前の状態がみられるのではないか。

　家族を治療チームの一員に加えて効果をあげているところ，家族のストレスを軽減するため，精神疾患についての知識を高め，家族のコミュニケーショ

ンの改善のために SST を導入し，問題解決法を教え，患者の再発率を下げ
ている諸外国の先進的な取り組みから学びたい。それらの実践はチームで進
めていても，医師がリーダーシップをとっているところが多い。

　「オープンダイアローグ」に注目が集まり，学会もできたと聞く。医師と
当事者のみの孤立した枠組みの日本に新しい風が吹くことを期待したい。

文　　献

リバーマン，RP（西園昌久総監修［2011］精神障害と回復．星和書店）

ウォーミングアップ活動を
すすめるために

I　ウォーミングアップ活動を考えるまえに

1．SST の有効性

　SST とは「ソーシャル・スキルズ・トレーニング social skills training」という英語の頭文字をとった言葉です。日本語では「社会生活技能訓練」や「社会的スキル学習」などという訳語がありますが，この本では一貫してSST という言葉を使うことにします。

　SST とは当事者の希望に基づいて，対人状況に関する適切な「ものの見方」と「行動のとり方」の学習を助けていく専門的な支援方法です。利用者の認知と行動にかかわる学習を助けるので，SST は認知行動療法の一つになっています。

　精神科の患者さんの治療やリハビリテーションに SST が有効であることは，欧米の研究者や臨床家による実証的な研究や観察から明らかになってきました。そのため，SST はこの 50 年間に，世界的な普及を見，日本でも1988 年から東大病院デイホスピタルで本格的な導入が始まりました。今では日本各地の多くの精神科の病院や施設で SST を取り入れています。SST研修会もいろいろな規模で開催されるようになり，参加者も医師，看護師，保健師，ソーシャルワーカーである社会福祉士や精神保健福祉士，臨床心理士や公認心理師，作業療法士など，チーム医療を担う多職種にわたっています。

　さらに医療の分野ばかりでなく，普通教育や特別支援教育，さらに矯正教育や更生保護事業においても SST が取り入れられています。その他，各種の社会福祉サービスにおいても関心を持つ人が増えています。

2．SST の原則

　SST のウォーミングアップは，あくまでも効果的な SST のための導入として行われる活動です。

　この本では SST についてのくわしい説明は省きますので，SST については専門の参考書やビデオをご覧になってください。SST 普及協会のホーム

ページに出ている「SST 関係教材・文献」が参考になるでしょう。

　ただ，一つだけ強調しておきたいことがあります。SST の鍵になる重要概念には，①個別化，②体系化，③構造化があります。ウォーミングアップを行うときも，この原則を忘れないようにしましょう。

1）個別化

　一人ひとりを大切にし，一人ひとりの認知や行動の練習が，本人の希望にそって効果的に行われるように工夫するのが個別化です。ウォーミングアップでも一人ひとりのメンバーの能力や興味を考え，それにみあった活動を選びます。活動よりも人が先にある，これが「個別化の原則」です。一つひとつのグループもまた独自な存在です。グループも個別化して捉えましょう。同じ活動でも，メンバーや集団が違うと当然違う反応，違う効果が現れます。

2）体系化

　一人ひとりの学習が順序よく進んでいくように工夫するのが体系化です。ウォーミングアップでも，やさしいウォーミングアップ活動からだんだん複雑な活動を選ぶように心がけましょう。グループ自体もだんだんまとまってきて発達してくるので，その状態に合わせた活動を選びます。

3）構造化

　学習しやすいように練習の時間を作って，安心できる環境の中でリーダーが順序よく練習を助ける，というのが構造化です。グループが発達して，SST が定着してくれば，ウォーミングアップはほとんど不必要になるでしょう。SST 全体の構造が大事であり，ウォーミングアップはそれに従属しますから，一つのセッションの始めにどれだけウォーミングアップの時間が必要なのかは，全体の構造で判断します。必要がなくなれば当然やめる決断が大切です。

　たえず，やったことの結果を確かめながら，次を計画しましょう。

3. グループ形成への取り組みの目標

　SST を始めたばかりの頃は，グループを形成するための取り組みが大切です。

　SST のグループがうまく育つと，メンバーは互いに助けあい，練習する本人が，特定の状況での行動をロールプレイを使って練習するとき（行動リハーサル，といいます），どんな言い方をしたらよいのか，どの点の行動改善をしたらよいのかなど，仲間のメンバーがどんどんアイデアを出してきます。

　SST グループの成長を促すためにリーダーが目指すべき大事な目標は，次の三つです。

1) リーダーとメンバーとの間によい関係を作ること

　リーダーとメンバーのよい関係は，援助を運ぶベルトコンベアのようなものです。よい関係は，リーダーがいつもメンバーの人格を尊重した丁寧な暖かい接し方をすること，SST 以外の場面でも，リーダーが積極的にメンバーに声かけをすること，SST が役に立つように，たえず本人の意見をもらう心がけから育ってくるでしょう。

2) 一人ひとりのメンバーが安心してグループの中にいること

　まず，リーダー自身がグループの中でリラックスしていることですね。もし，リーダー自身の緊張が強いときは，ゆっくり深呼吸をして，「私はまだSST に慣れていないので，緊張しています。私がリラックスできるように，みなさんに助けていただきたいと思います」とニッコリしながらメンバーに言ってみてはどうでしょう。きっと，少しは気分が楽になります。

　利用者も多くの場合，とても緊張して輪の中に座っているものです。はじめに「みなさんも何が始まるか，緊張しているかもしれませんね。このグループでは，いやなことは一切しなくてもいいのですから，いやなときは『パスします』と言ってくださいね」と告げておきましょう。

　リーダーは身軽にグループの中を歩いて，発言者のすぐ側に立つこと，メンバーが他のメンバーに対して攻撃的なことを言わないように，その兆候が

見えたら，すばやく介入し，落ち着いて，ユーモアを働かせながら，グループ過程を進めていきましょう。

3) メンバー自身がやっている活動を楽しいと感ずること

メンバーの自尊心を損ねる活動，挫折感や失敗感を招くおそれのある活動は避けます。一人ひとりの得意なこと，不得意なことに敏感になりましょう。そのためには，いろいろな関係者から情報を注意深く集めることが大切です。高学歴の人には，幼稚園のようだと思われる活動を避けなくてはなりませんが，なぜその活動をするのかの説明次第では「バカにされている」という気持ちが起きずに，楽しめるものです。

たとえば，画用紙に自分の好きな花の絵を書いて，それについてペアで話し合うという活動をするとします。「今日はみなさんでお絵書きをしましょう」と言えば幼稚園のようで，子ども扱いされたと不愉快になる人もいるでしょう。でも「芸術の秋ですから，今日は，全員が有名な絵描きさんです。『先生，ひとつ，この色紙に好きなお花を描いてください』と頼まれました。さあ，どうぞ，みなさんの芸術的なセンスを生かして，この紙に花の絵を書いてみてください」と言えば，大人向けのレクリエーションとなり，遊び心がいかされた大人向けの説明になります。

活動を選ぶときには，リーダーは自分が楽しいからメンバーも楽しいだろうと単純に思わないこと，グループの中で，一人でも疎外されるメンバーが生まれないように，活動の展開過程を注意深く観察すること，実行した活動に対するメンバーのフィードバックをこまめにもらうこと，などを心がけましょう。

Ⅱ　ウォーミングアップ活動の意義と目的

1. ウォーミングアップの意義

ウォーミングアップとは，本来の練習をはじめるために心身の準備をすることです。練習の準備を整えるためにすることがウォーミングアップ活動で

す。スポーツをするための「準備運動」のようなものです。水泳をするとき
には，いきなり水に飛び込まずに，手足を動かして準備運動をします。体を
整えながら，「さあ，これから泳ぐんだ」という気分を高めていきます。そ
れから，ゆっくりと水のなかに入っていきますね。

　SST もこれと同じように，一人ひとりのメンバーとグループ全体に，心
と体の準備運動が必要です。特にはじめの頃，利用者の多くはグループにも，
SST にも慣れていないので，ゆっくり，丁寧に，楽しく，SST への準備を
整えていきましょう。

2. SST グループのためのウォーミングアップの目的

　SST グループのためのウォーミングアップの目的は以下の通りです。

①グループを，できるだけリラックスした雰囲気にする。

②メンバーの身体的な動きを活発にし，いきいきした感情を呼び起こす。

③メンバーの気持ちを一つのことに集中させ，グループとしてのまとまりを
　強くする。

④一人ひとりのメンバーの自己表現を通して，メンバーが互いのことをより
　よく知る。

⑤リーダーに親しんでもらう。

⑥グループの活動に新鮮さをもたらす。

⑦その日の練習課題への動機づけを強める。

⑧ SST の練習結果を応用し，効果を高める。

⑨活動をしているメンバーの様子をよく観察して，メンバーの社会的行動能
　力のアセスメントに役立てる。

　社会的行動能力のアセスメントとは，メンバーが特定の対人的状況のなか
でとる行動をリーダーがこまかく観察し，どの行動が本人の目的を達成する
ために適切もしくは効果的で，どの行動が改善を必要としているかを見極め
ていく作業のことを言います。

3. リーダー自身のウォーミングアップのために

メンバーがウォームアップするためには，まず，リーダー自身のウォーミングアップが必要です。以下のことが大事です。

① SST の理論と指導の流れをできるだけマスターしている。
②そのウォーミングアップ活動のメリットを，他のスタッフとメンバーに説明できる。
③そのウォーミングアップ活動に対するメンバーの反応を，ある程度，予測できる。
④そのウォーミングアップ活動を自分でも体験し，指導法をリハーサルしている。
⑤そのウォーミングアップ活動から，その日の SST の練習に円滑に展開していく計画を持っている。
⑥自分でも「さあ，楽しもう」とその活動に気持ちを集中し，楽しい期待をもつ。
⑦たとえ活動がうまくいかなくても，他のスタッフが助けてくれると信頼する。
⑧ただ一つだけでなく，少なくとも二つの活動を考えておき，うまく行かない時，ぱっときりかえることができるようにしておく。

SST のウォーミングアップ活動は，レクリエーションやゲームではありません。あくまでも練習につないでいくための準備活動なので，ウォーミングアップ活動が終わったとたんに，メンバーの緊張が高まったり，メンバーがウォーミングアップだけに出席して，練習にまったく関心を示さないとすれば，リーダーの指導方法全体を改善しなくてはなりません。ウォーミングアップから，いつの間にか SST の目的である行動練習に入っていく，継目の見えない滑らかな指導を目指したいものです。

Ⅲ　ウォーミングアップ活動の選び方

1．選択のための大原則

　ウォーミングアップの活動は，メンバーと一緒に，これから目的とする活動のための舞台をつくっていくようなものです。何をするかというよりは，どのように進めるかが決定的に大事なのです。メンバーがグループ参加に慣れてきたら，メンバーがやりやすいウォーミングアップ活動をメンバーにやってもらうことも有意義です。個別化して対応します。

　特定の活動が本来持っている性質は，グループ過程に影響を与えます。よい影響を与える活動を選びましょう。利用者のニーズに配慮した活動選択のための原則は以下の通りです。

---

①活動はメンバーの尊厳性を高めるものであること
②活動はメンバーの自発性や創造性を引き出すものであること
③活動はメンバー同士の相互作用を活発にするものであること
④活動はメンバーの社会的行動能力を高めるものであること

2．具体的な留意点いろいろ

1）安全第一に考える

　活動に必要な会場の広さ，使う道具などをチェックして，安全を確認します。メンバーに体の不自由な人はいないか，聞こえの悪い人はいないか，その活動が年齢にあっているかどうか，などを慎重に配慮します。たとえゲームやイメージ遊びでも，ナイフ，ピストルなどの危険なイメージや，ゴキブリなどの不快なものは避けます。

2) 楽しいものに限る

　メンバーの能力や興味を考え，達成感，満足感が持てるものにします。メンバーの中で，疎外感をもつ人が生まれる危険がある活動は避けます。不愉快な気持ちやストレスが生まれるようなものは避けます。人によってこだわりが違いますから，参加する特定のメンバーの気持ちをよく知っておきます。

　季節感を大事にし，活動の種類も，活動の名前もその季節にあった楽しいものに変えていく工夫を！

3) 利用者になじみのある経験を取り入れる

　利用者のこれまでの経験と日常生活の感覚になじみのある活動を基本にし，少しずつ新しい要素を増やしていきます。日常の経験から離れすぎているものに注意します。たとえば高齢者には，ブランド品の名前や外来語が不適切な場合が少なくありませんので，わかりやすい言葉を選びます。

4) 主体性を大事にする

　まったく受け身の活動で，リーダーのいいなりになるような活動よりも，活動を展開するなかで，利用者が創造的に参加できる部分がある活動を選びます。大事なのは自分がやっているという感じを大切にし，リーダーに無理にさせられているという感じを与えないことです。展開にあたっては，リーダーがグループを仕切っているという印象にならないように注意します。

5) スタッフの時間と費用のやりくりに工夫を！

　あまり準備に時間がかかったり，費用がかかるものは避けたいと思うでしょうが，スタッフのチームワーク，ボランティアの参加，社会資源の活用などに工夫をすると，ウォーミングアップ活動の種類にもいろいろな可能性が生まれます。費用については SST に対する施設管理部門の理解やサポートを得るための工夫も欠かせません。

　ある病院では，長期入院している療養病棟の患者さんが SST を重ね，少人数で街の喫茶店に行く練習をしました。

　患者さんが喫茶店に行くための準備として，身だしなみをよくするための
ウォーミングアップ活動を考え，しばらくの間，グループの中で，一番身だ
しなみのいい人（ベストドレッサー）を選ぶことになり，病院に頼んで，全
身が映る鏡を買ってもらうお金を用意してもらうことが必要でした。

　担当ナースが事務長さんに意義を説明したので，事務長さんはやりくりして
お金を出してくれました。次に担当ナースは病院の職員に計画を発表し，小
銭入れを寄付してくれるように呼びかけました。多くの患者さんは小銭入れを
持っていませんでした。これまで外出しなかったので必要がなかったからです。
この呼びかけは実際に集まってくる小銭入れの数よりも，その過程，つまり職
員全体にSSTを知ってもらい，関心をもってもらうことに意義がありました。

　実際に患者さんが20年ぶり，30年ぶりで喫茶店に行き「とても楽しかっ
た」と感激したことは，SSTの時間に患者さんたちが自分たちで作った
「SSTだより」を職員食堂に貼ってもらい，いろいろな職員に伝えることが
できました。

Ⅳ　リーダーの心得

　ウォーミングアップはグループの開始期の活動なので，配慮が必要なこと
がいくつかあります。以下にリーダーの心得をあげます。

1．準備の段階

**1）一人ひとりの参加メンバーがどんな気持ちでグループにやって来るか
を把握しておく**

例：「すごく期待している」「いやだけど，看護師さんに気を使って，来る
　　ことをきめたらしい」などの情報です。

**2）必要に応じ，患者さんの症状について医師などの意見を積極的に聞き，
計画中の活動が適切かどうかを確かめておく**

例：調子の高い人はいないか？　目や耳で不自由を感じている人は？

2．開始の段階

1）リーダーがよいコミュニケーションのモデルとなるように，積極的に行動する

リーダーがよいお手本を示すことで，メンバーは観察学習をしていきます。

2）そのウォーミングアップ活動をする意味を説明する

リーダーは必ず「今日は○○の理由で，はじめに○○をやってみませんか？」と説明し，メンバーの同意を得るようにします。

例：「みなさん緊張しているようですので，すこし，リラックスできるように体を動かしてみましょう」

3）積極的に接して，関係を深める

会が始まる前，終わった後など，できるだけ積極的に，一人ひとりのメンバーにその人にふさわしい声かけをしましょう。メンバーがリーダーに無関心であったり，攻撃的な発言，場にそぐわない発言をしても，暖かく忍耐強く，受容的に受けとめることが大切です。

例：リーダー「じゃあ，いつものように SST をはじめます。みなさん，この1週間，お元気でしたか？」

患者さん「病人に向かってそんな言い方はないよ」

リーダー「あ，ごめんなさいね。そうでしたね。今度から気をつけます」

4）柔軟性をもつ

提案した活動に賛成しない人が多かったり，全然乗り気でないときには，計画をぱっと切り替えて，別の活動を提案できる柔軟な態度が大事です。そのためには，リーダーが日頃から，いろいろなアイデアや技法をたくさん持っていることが必要となります。

準備の段階から少なくても二つ以上のウォーミングアップ活動を用意しておき，臨機応変に対応できるようにしておくと安心でしょうね。

5）少数意見にも敬意をはらう

　賛成しない人が少数いるときは，たとえば，その人に「賛成している人が多いので，今日はみんながやるのを見ていて参考にしてください。別の機会にあなたが提案した活動もやりますからね。また，相談しましょう」と丁寧に対応してください。

3．展開の段階

1）他のスタッフの協力を求める

　一人でがんばらずに，必要なときは自由に他のリーダーの協力を求めましょう。コリーダーはそのためにいるのです。コリーダー（co-leader）とは共同リーダーの意味で，リーダーと一心同体となって SST をやっていく人，チームを組んでいるもう一人のリーダーです。指導の途中でうまくいかなくなったとき，コリーダーに「ちょっと，助けてください」とざっくばらんに言える職員関係があるとすばらしいですね。コリーダーも遠慮せずに，リーダーの指導中にでも「ちょっと，いいでしょうか？」と必要に応じて発言できるといいですね。

　カーテン・テクニック：指導に行き詰まったとき，コリーダーを呼び「ちょっとカーテンを引かせてください」とメンバーとリーダーの間に架空のカーテンがあるかのように，腕を動かしてカーテンを引くジェスチャーをします。そして，メンバーにも聞こえるように「ええと，みなさんが乗り気でないので，別の活動をしたらいいと思うけど，何をやりましょうか？」などと相談し，きまったら「カーテンを開けます」と腕を動かしてカーテンを開けるジェスチャーをし，指導を再開するといいでしょう。これは，サイコドラマなどではよく使う技法です。相談がみんなに聞こえることが大事です。

2）小道具を使う

　雰囲気を盛り上げるための小道具，たとえば活動にそった音楽（BGM），小物，ポスターなどを活用してみましょう。

　SST が始まる前に静かな音楽を流しておいたり，記録する人のテーブル

に花を飾ったり，ぬいぐるみの犬などを椅子においておくなど，いつもと違う雰囲気があるとメンバーも楽しいでしょう。

　これらの準備は，このセッションにメンバーを歓迎し，スタッフがSSTの練習時間に期待していることを無言のうちに伝えるものです。

4. 終結の段階

1) タイミングよく止める

　ウォーミングアップは，あくまでも導入のための活動であることを忘れず，長引かないよう，メンバーを疲れさせないように，まだ，もう少し続けてやりたい，という気持ちが残っているうちに止めることが大事です。

2) メンバーとスタッフからのフィードバックをもらう

　メンバーからはグループの中だけでなく，いろいろな場でのおしゃべりの中で，ウォーミングアップの活動が本当に楽しめているかどうかの意見を聞いておきましょう。他のスタッフとはセッションの後で，短時間でもふりかえりの時間をもつようにします。

3) ウォーミングアップ活動の記録やファイルを作る

　毎回の活動から，貴重な情報を得ることができます。同じ失敗を繰り返さないために，さらに楽しく効果的な活動を展開していくために，病院や施設全体としての経験の蓄積と引継ぎができるように要点をメモし，その記録をファイルしておきましょう。

　そして，いつも

4) たえず研究心を持ち続ける

　自分が担当しているグループのSSTにふさわしいウォーミングアップ活動として，何がいいのか，メンバーが本当に楽しめるのはどんなことなのかをたえず考え，どの活動のどの部分が成功し，どの部分の改善が必要か，そ

の活動にどのようなバリエーションが工夫できるかを研究して，積極的に新しい活動にチャレンジしてみましょう。スタッフが一致協力すれば，ウォーミングアップ活動の創意工夫が楽しみになります。

V　グループの分け方いろいろ

　ウォーミングアップ活動には，グループ全体で行う場合と，一つのグループをいくつかの小さなグループ（サブグループ）に分けて行う場合とがあります。サブグループに分けるとメンバーの緊張が少なくなり，親しい仲間を作りやすいときもあるので，SST のウォーミングアップにはサブグループの活用が大切です。

　グループの分け方にはいろいろな方法があります。メンバーやグループの状態に応じて，どの方法でグループを分けたらよいか，工夫してください。

1．ペア（二人組）を作るとき
1）番号で
　メンバーに番号をかけてもらいます。端から 1，2，1，2 と番号を言ってもらって，1 と 2 の人同士で組を作ります。

2）音楽で
　音楽に合わせて自由に部屋を歩きまわり，ストップしたところで，自分の一番近いところにいる人とペアになります。

3）二重の円で
　メンバーに番号をかけてもらいます。端から 1,2,1,2 と番号を言ってもらって，1 の番号の人は一歩円の内側に入ってもらい，残った 2 の人たちと二重の円を作ります。内側の人は右まわり，外側の人は左まわりに，それぞれの円周上を歩きます（手拍子や音楽に合わせると賑やかになります）。リーダーの「ストップ！」の合図で止まり，向き合った人同士でペアになります。

4）三つ進んで

　リーダーがメンバーに 1，2，1，2 と番号をつけていき，1 の番号の人に輪の内側に立ってもらい，二重の輪をつくります。1，2，3 と時計まわりに歩いてもらい，3 人目のところで止まり，その人とペアを組みます。いつも同じ人とペアを組むのを避けることができます。

5）カードを使って

　2 枚ずつ同種の色カード，数字カード，文字カード，絵カードなどを人数分用意しておきます。同じものを引いた人同士で組になります。トランプ，花札の一部を使ってもよいでしょう。引き方も，全部裏返して置いたなかから取ったり，袋の中から手探りで選んだり，工夫することができます。カードの意外性と相手を見つけるまでの相互作用があるので，時間はかかりますが，活発なグループに向いたやり方です。

6）自由意志で

　「誰とでもいいですから二人組になってください」と言って，自由にペアを作ってもらいます。これにはメンバーの自発性が必要ですし，自分は選ばれないのではないか，という不安をかきたてられるメンバーもいるので，自分が担当するグループに合っているかどうかを考えてから慎重に行ってください。

　リーダーがコリーダーと手分けして，戸惑っている人たちも相手をみつけるよう適切に助けると，メンバーはあまり緊張しないで，二人組になることができます。

　メンバーがいつもスタッフの指示に従うというパターンを破っていくことが大事ですので，タイミングよく試してください。メンバー同士の人間関係のあらわれ方（ソシオメトリー）を注意深く観察してください。

2．その他の数のグループ分け
1）似たもの同士で

　たとえば，グループを四つに分けるとき，春，夏，秋，冬，それぞれ自分

の好きな季節に分かれてもらいます。数の調整が必要なときは，その次に好きな季節を聞くなどして，何人か，他のグループに動いてもらいます。

　血液型で分けるのもいいでしょうし，果物の種類を４つあげて分かれるのもいいですね。このとき，「りんご，りんご」とか「バナナ，バナナ」とか自分の選んだ果物の名前を大きな声で言いながら歩き，仲間同士でかたまっていくのも，声を出す練習になります。

2）ナンバー・コーリングで

　リーダーが輪の中で，「3」とか「5」などの特定の数を言います。みんなはその数の人数でグループを作ります。3，と言うと３人，5と言うと５人のグループですね。何回か繰り返し，最終的に分けたい数の人数が４であったら，最後に「4」と言って，その活動のために必要な人数のグループを作ります。リーダーが数を口で言う代わりに拍手して，その拍手の数だけの人数のグループを作ったり，タンバリンを打つ回数だけの人数でグループを作ることもできます。注意を集中してもらうよい方法です。

3）ピクチャーパズルで

　新聞の一面広告を，望む人数の数，たとえば３人なら，三つの部分に切り分けておきます。それを12人なら，４種類のピクチャーパズルを作ります。全部ばらばらにして全員にそれぞれ一つのピースだけ選んでもらい，それを他の人と見せ合って，１枚の広告に作り上げます。「一番先にできるグループはどこでしょう？」などと競争するのもグループを活発にします。

　視力がおちているメンバーがいるかもしれないので，大きなピースにして，見つけやすくする工夫をしましょう。

VI　役に立つウォーミングアップ活動

1. はじめに

　担当のグループの人数，場所，メンバーの能力や興味，グループの発達程

度，後に続く SST の練習課題，全体の時間，場所の広さなど，いろいろな要因を考慮に入れて適切な活動を選んでください。

　この本の中のウォーミングアップ活動には，幅広い年齢層や能力のレベルなどを考えて，いろいろな種類を取り入れてあります。

　一番緊張の高いグループには，まず，身体を使うウォーミングアップ活動から入るのがいいでしょう。身体を使う活動も，道具を媒介にすると緊張がほぐれることがありますので，ボールとか，お手玉などの道具を使ったものも紹介しました。

　言葉を使うウォーミングアップ活動には，マンネリ化をふせぐために，いろいろなものをあげました。それにイメージをつかうウォーミングアップ活動が加わるとさらに内容が変化してきます。自発性や創造性の高いメンバーに向いているウォーミングアップ活動もいくつかあげました。

　全体で60の活動を「メンバーの緊張をほぐすための活動」「グループを発達させるための活動」「話をする練習のための活動」の三つに分けてみました。いずれも，読者が実際に行う活動のヒントのつもりです。ご自分のグループに合うように自由に応用してください。ページごとに，活動のねらい，必要な用意，やりかた，などが述べられています。やりかたはリーダーの説明をシナリオにしてみました。必要に応じて，配慮すべきことと展開の工夫をあげておきました。エピソードは実際にあったことの紹介です。

2. よい指導のために

　よい指導のために，もう一度二つのことをお願いしておきたいと思います。

　一つは活動の名前をはっきりと伝えることです。たとえば「今日はジャンケンチャンピオンというゲームを紹介します」などです。

　もう一つはその活動をなぜするのか，その目的やねらいを必ず説明することです。各ページの「ねらい」を参考にして，メンバーにあった言い方を工夫してください。

===== **よい指導** =====

1. さわやかな笑顔
2. 大きいけれどソフトな声
3. みんなから見えるところに立つ
4. 全員をよく見渡す
5. 口で説明するよりも実際にやってみせる
6. 足どり軽く動く

頑張った斉藤さん

　数カ月前に，NHK のテレビに出演した。「生活ほっともーにんぐ」で朝の 8 時35 分から，10 時 30 分までの長時間番組。「無理解をなくそう，統合失調症」という 3 回シリーズだった。この番組で精神障害者をとりあげるのは初めてなので，担当スタッフは非常に熱心に準備されたと思う。

　私の仕事は 2 回目の番組で，クッキングハウスという作業所の活動と利用者の様子について所長の松浦さんと解説を加えることだった。幸い，放映後には通常の5 倍にもなる 1,000 件を越える反応があったそうで好評だった。

　紹介された作業所の活動には，レストラン，市民公開講座，集団就労など，いろいろ感動的な場面があったが，そのなかの斉藤青年の SST を紹介しよう。

　斉藤さんは長年，家に閉じこもっていたが 1 年前からお母さんとクッキングハウスのレストランに食事に来て，だんだん，ほかの活動にも参加するようになった。私が月一回やっている SST にも参加している。いつも熱心にみんなの様子を見ており，促されるとしっかり発言し，小さい声だが，とても的確な意見を述べられる。

　NHK のスタッフが収録に来た日には，夕食後に松浦さんが指導する SST があった。そのなかで，斉藤さんは初めて自分の練習したい課題をグループのなかで言えたのだった。メンバーと一緒に夕食作りをするとき，「僕は何をしたらいいでしょうか？」と料理のリーダーに質問したいというのが，斉藤さんの希望だった。

　テレビに映っていた斉藤さんは，言葉を一つひとつ，しぼりだすように話しながら，右手で首を押さえたり，左手で頭を掻いたり，とても真剣だった。モデルを見た後に，思い切って自分の行動練習をした斉藤さんはみんなに自分のよかったところをほめられて，こぼれるような笑顔を見せていた。

　後日談がある。放映後に私の SST 研修会に出席した一人の作業所職員が「私の作業所にきている利用者でこれまで一言も話をしなかった人がテレビの斉藤さんを見て，話をするようになったんですよ」と報告してくれたのだ。う〜ん，やったね，斉藤さん！　有り難う，NHK ！

てらぺいあ，「精神療法」vol.30, No.4, 2004，金剛出版，368 頁

エッセイ

ある日の SST セッション
─Y 刑務所での「怒りの対処法」─

　2005 年に「監獄法」が改められ，「刑事収容施設及び被収容者の処遇に関する法律」が成立，翌年から就労支援指導の一環として，刑務所にも SST が取り入れられた。以下に私の経験の一端をシェアさせて頂く。

Ⅰ　セッションの開始

　Y 刑務所の SST。今日のテーマは「怒りの対処法」で，リーダーは私だ。午前 9 時過ぎに刑務所の門を入り，教育課職員の出迎えをうけ，いくつもの鍵を開けてもらって中に入っていく。時間まで，支援者 3 名でセッションの打ち合わせをする。

　10 時に近くなると，絨毯を敷いた明るい SST 用の部屋に被収容者（参加メンバー）5 名が入室してくる。今日が 4 回目，サークル状に置かれた椅子に自由に座り，支援者に挨拶する様子はごく普通の SST グループとまったく同じだ。

　教育課職員の W さんがウォーミングアップとして，それぞれ，自分の好きな言葉をグループに話すことを提案。メンバー達は発言する人の顔を見ながら，うなずき，集中している。

Ⅱ　導入：怒りの感情と身体反応の説明

　「今日は怒りを適切に処理する方法を勉強します」と私。怒りは人間にとって，普通の感情で，社会正義を高め，社会制度の改善に役立つ働きをする。しかし，怒りの扱い方をあやまると，人を傷つけ自分も後悔する結果になる。幸い，最近，怒りを効果的におさめる方法が見つかったので，今日はそれを勉強しようと話す。

　コリーダーの T さんが怒りの生理的反応の説明をする。「怒りを感じると顔が赤くなったり，心臓がドキドキしたりします。怒ると脳に指令が行き，副腎皮質からアドレナリンなどのホルモンが出て，身体を戦闘態勢に整えます」。メンバーは，T さんが手を後ろに回して具体的に腎臓の上の副腎の場所を教えながら熱心に説明するのを真剣に聞いている。「怒りを爆発させないためには，まず，身体の戦闘態勢を解くことが必要です。深呼吸をし，筋肉をゆるめるといいので，練習してみましょう」。

Tさんは全員に立ってもらい，深呼吸とリラクゼーションを指導する。

Ⅲ　最初の練習者を選ぶ

再び私。「自分は，どの程度，怒りを適切に処理できると思いますか？　一本の線があるとします。この線のこちらの端は，いつも怒りを爆発させる0点で，あっちの端は完璧に怒りを制御できる100点，あなたは何点なのか，あてはまる点数のところに立ってみて下さい」。

メンバーがめいめいに動いて立った結果は20点，30点，40点，45点，50点だ。「これからコントロールの仕方を勉強して，何点にあげたいか，その点数まで動いてみましょう」。全員がそれぞれ，上のほうに動く。30点から85点まで移動したAさんは一番やる気がありそうなので，Aさんから練習することになった。

Ⅳ　Aさんの練習：「トカコ」でいくよ

私はAさんに「社会の新しい職場で，どんな場合にカッとなるでしょうか」と尋ねる。「経験も実力もオレよりは下のヤツが，先輩面して偉そうに注意する時だろうね」とAさん。わかりやすい状況だ。他のメンバーも苦笑いしながら，みな，うなずいている。

「じゃ，練習しますよ。ポイントは {トカコ} です。十日に生まれた十日子って覚えてね。トカコのトは止めるのトです。さっき，練習したように，身体の戦闘態勢を止めるため，深呼吸をし，身体の力を抜くといいですよ。

トカコのカは考えるのカです。Aさん，自分に偉そうに注意する若者の言葉を聞いたら心の中で何て言ってます？」「バカにするな，ですね」とAさん。「その考えを別の言葉に置き換えると怒らなくてもすむかもしれない。別の言葉のリストを作ったのでお配りしますね」。

配布された資料には，認知の再構成に役立つ，新しい自己会話の候補が載っている。いずれも瞬間的に言えるような，短く機能的なもの。お，イエローカード！　リセット，リセット。ストップだ。お大師様。観音様。マリア様。ナミアミダブツ！（こいつには）何かあったんだろう。オレはオレ。（もう一回り大きな人間になるための）修行だ！　リハビリだ。クールにいく，等。

　Ａさんは ｛修業｝ を選んだ。「じゃあ，トカコの最後のコ，行動の練習をしてみます。まず，深呼吸をし，握った拳の力をそっと抜いて，心の中で，｛修行だ｝って，唱えてね。いまは練習だから声に出して言って下さい。支援者のＳさんが職場の若者をやります」。

　ロールプレイによる行動リハーサルが始まった。Ｓさんが偉そうにＡさんに向かって注意をする。Ａさんは「修行！　修行！」と唱えたあと，落ち着いてＳさんに向かい「やり直します」と言えた。メンバーがそれぞれ，Ａさんによかったところを伝える。「Ａさんが目指していた85点まで行ったよ」の言葉にＡさんはニコニコ顔。

　次のＢさんは，自己会話に「ナミアミダブツ」がいいという。「ナミアミダブツで，怒りを逃すんだ」ときっぱり。そうか，「怒りのコントロール」と言うより，「怒りの逃し方」と教えるほうがいいよね，と私はそっと心の中で自分に言い聞かせる。ここでも，やっぱり当事者が先生だ。

　Ｃさんは練習に躊躇していたが，私に「ちょっとだけ，試してみようよ」と背中を押されて練習にチャレンジ。良くできた。沢山ほめられて，いい笑顔を見せる。時間内に全員が次つぎに練習できてよかった。

V　終結：ひとこと感想

　終わりに，全員でひとこと感想を述べる。5人も叱ったＳさんは「頭がくらくらして大変でした」と笑わせていたが，結構，本音だと思う。Ｃさんの感想は「見ているのと，やるのとでは大違いですね。やってよかったです！」これこそ，SSTの本質をつく感想だと思う。

　練習を終えたメンバー達は廊下に一列に並び，固い姿勢で無言のまま引率されていく。それを目にするのはいつもながら切ない。

　セッションをふり返り，次の最終回の打ち合わせをして刑務所の建物を出る。さわやかな風が吹いていた。

精神療法，vol.41, No.1, 2015，金剛出版，75-76 頁

60 の
ウォーミングアップ活動

メンバーの緊張をほぐすための活動

メンバーの緊張をほぐすための活動

やさしい自己紹介

ねらい

　グループ場面に慣れていなくて，SST もはじめてで緊張している人たちには，簡単にできる自己紹介から始めましょう。これはその一つの例です。

用　意

白板があると便利です。

やりかた

リーダー「まず，お互いにもっと知り合いになりましょう」

1．「みなさんの好きな食べものについて教えてください」ホワイトボードに"好きな食べもの"と書く。

2．「では，お名前の後に好きな食べものを教えてください」

3．「では，私から言ってみます」リーダーがお手本をしめす。「前田です。私の好きな食べものはおすしです」

4．「じゃあ，今度はどなたにお願いしますか？」希望者がいれば，その人から始める。いない場合には，リーダーの隣から順番に自己紹介していってもいいでしょう。

配慮すること

　なるべくやさしく，言いやすいように工夫します。メンバーの能力や人間関係に配慮して，食べもののほかに趣味とか，出身地などがありますが，何を言ってもらうかをよく考えておくことが大事です。メンバーによっては，グループの中で出身地を言いたくない人もいるので，注意しましょう。

展開のために

　雑誌から切り抜いて，おいしい食べものの絵や写真などをカードに貼り付け，「食べものカード」などを作って，自分が好きな食物を選んでもらいそれを使いながら自己紹介をしてもらうと，もっと楽に話ができるときがあります。日頃から心がけて，いろいろな種類の絵カードを作っておくとSSTの役に立ちます。

　私はいろいろな雑誌からキャッチコピーをきりぬいて，カードに貼り「ことばカード」を作りました。「大きくなって帰ってらっしゃい」は投資信託用のキャッチコピーですが「薬物乱用少年」で保護観察所の「対象者」になった少年のお母さんが「家族教室」のグループで自己紹介をする時，選んだカードです。「いつも抱きしめてほしい」とカードはどこから切りぬいたのか忘れましたが，「僕は病気になって母に心配をかけましたが，このカードは僕の気持にぴったりです」という当事者の言葉を聞いて，メンバーはみんな，目がうるみました。

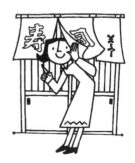

2

リラックス体操

ねらい

　緊張して固くなった体をほぐします。自分の好きな動作の体操を選ぶので，自分で考え，選ぶことに慣れます。みんなが自分の言う通りに動くので，グループの感じを体験することができます。話が苦手な人も参加しやすいです。

用　意

用具はいりません。体を動かすスペースがあること。

やりかた

リーダー「みなさん，少し体が固くなっていませんか？　SST の前に，リラックス体操をして，体をほぐしましょうか？」

1.「お立ちください。椅子を後ろに動かして，場所を広くしましょうか」
2.「では，私から，自分の好きな体操をすることにします。では，手をブラブラ動かします。どうぞ，一緒にやってください」1，2，3，4など番号をかけてやってもいいでしょう。適当なときに終わります。
3. たとえば一番活発なメンバーに「では，次を○○さん，お願いします。好きな体操をやってください。みなさんでご一緒に」

4．○○さんが終わったら，次にやりたい人にやってもらったり，○○さんに次の人を指名してもらったり，または，順番にまわっていったりしてもいいでしょう。メンバーの自主性を押さえないように，しかも，ストレスにならないように楽しくやりましょう。

5．全体に，適当なところで終わります。

配慮すること

リーダーから始めます。体の不自由な人がいないか，気をつけてください。いても，動かせるところを動かしてもらいます。右手が不自由なら「動くほうの手を使ってください」と言いましょう。

展開のために

音楽をかけてやってもよいし，ラジオ体操のような動きでなく，盆踊りのような動きでもよいでしょう。メンバーが楽しめるようにどうぞ。

イメージをつけて「森を散歩している鹿です」とか「空を悠々と飛んでいるとんびです」などと言ってもらって，みんなで自分のイメージを作って動いてもいいでしょう。

リズムにのって歩こう

ねらい

　きびきびと正しい姿勢で歩く動作は健康的で堂々としています。自信がわいてくる動作です。いろいろなテンポの音楽に合わせて歩き，表現力やリズム感を身につけ，明るく楽しい気分になります。

用　意

　1曲30秒くらい，リズミカルな明るい感じの音楽をいくつか組み合わせて，編集したテープを作っておきます。1曲と1曲の間には，5秒くらいの空白の時間を入れておきます。

やりかた

　リーダー「いろいろなリズムの楽しい曲を用意しました。元気がでるように，リズムにのって正しい姿勢で歩いてみませんか」
　1．「お立ちください。椅子をずっと後に動かして場所を広くしましょう」

2. 「では，音楽をかけます。リズムに合わせ，思いっきり胸をはって，よい姿勢で歩いてみましょう。歩く場所は自由に選んでかまいません。曲と曲の間に空白があります。曲が止まったときの姿勢のままで，ちょっと次を待ちましょう。では，テープをお願いします」コリーダーがテープをかける。

配慮すること

自由に歩きまわれる空間を確保しておきます。

🐬 エピソード 🐚

　これはかつて，鹿児島県の田中保健婦さんから教えていただきました。

　「いつもは背中を丸め，チョコチョコと歩きがちなメンバーが，このときはパリッとして，とってもかっこよくみえます」とのこと。目に浮かぶようですね！　田中さんはいま，県の精神保健福祉センターにいらっしゃり，「SST は役に立っています」とお便りを下さいました。

4

空気のボール

ねらい

　目には見えないボールを皆で投げて遊びます。イメージを働かせて，いろいろな大きさのボールを投げたり，転がしたり，運んだりすることによって自由に体を動かし，他のメンバーと関わりをもっていきます。

用　意

　特に用具はいりませんが，メンバーが少し大きな輪になれるだけの空間があると理想的です。

やりかた

　リーダー「お立ちください。自由に体を動かして楽しみましょう」と元気に声をかけます。

1. 「ではボール投げをします」とリーダーは野球のボールをイメージして，メンバーの一人に向かって投げるジェスチャーをします。なるべく大きなジェスチャーにして「は～い，受け取ってください！」などと言います。

2. 受け取ったメンバーはそのボールをまた，別の人に向かってジェスチャーで投げます。

3．しばらくしたらリーダーは「ちょっと待ってください」と声をかけ，今，ボールを手にもっている人のところに行き「このボールをもう少し大きくしてバレーボールにしましょう」と言い，今度はみんなでバレーボールの円陣パスをやります。

4．「はあい，Ａさん，いきますよ」などと声をかけ，まるで本物のボールがあるように飛ばしたり，打ったりして楽しみます。

配慮すること

あまりバレーボールなどになじみのないメンバーであれば，三人がかりでないと運べないような大きなボールにして，みんなで別の人たちのところに運んでいくのもいいでしょう。床にころがしていってもいいです。

展開のために

これは，サイコドラマの仲間では，とてもなじみのあるウォーミングアップの活動です。グループをはじめから二つのチームに分けて，空気のボールでバレーボールの試合をするのもいいでしょう。「はい，いきますよ」などと元気よくサーブして始めます。グループの外でケンカなどがあり，メンバーがみんな心理的な影響を受けて集まり，グループの雰囲気が重くなっている時などは輪の真中に「ストレス」を捨てに行き，全員が捨てたら，それを三人位でまるめてボールにし，ころがしてドアのところに辿りつきます。別の人がドアを開け，三人で思いきりストレスのボールをドアの外にほうり出し，手でパンパンと残りのストレスをはらい落とします。リーダーは全員が椅子に座ったらすぐ「さあ，気分を一新して，今日の SST を始めましょう」と元気に言います。きっとみんな元気になり，その日の SST を始めることができますよ。

5

紙風船バレーボール

ねらい

　グループの輪を小さくしてみんなで紙風船をできるだけ長くつくことにより，みんなの気持ちが集中し，協力したい感情が湧いてきます。

用　意

中くらいの大きさの紙風船数個（予備を含む）。

やりかた

リーダー「今日はちょっと，懐かしいものを持ってきました。見てください」
1. 「この紙風船をグループでできるだけ長くつけるように，一緒にやってみませんか」
2. 「まず，椅子をずっと近くによせて，輪を少し小さくつくりましょう」
3. 「では，この紙風船をバレーボールのようにつきますが，座ったままでつく，足は使わない，というルールをきめましょう」
4. 「もう一度，ルールを言います。座ったままでつく，足は使わないです。では，いきます」紙風船をバレーボールの円陣パスのようにつき，みんなでその数を数えていきます。

配慮すること

　輪をある程度小さくすると紙風船がつきやすくなりますが，あまり小さい風船は勢いよく飛んできて，気持ちがあせりますし，大きい紙風船は輪が小さいと首が痛くなります。試してみましたが，風船は中くらいの大きさがよく，メンバーは6人から8人くらいのグループに向いているようです。

展開のために

　もっと輪を大きくしてやりたいときには，ビニールのビーチボールでバレーボールをするのもいいでしょう。その場合は，のびのび体を動かすというよさがあります。

········· ∞ エピソード ∞ ·········

　いろいろな SST グループで，この紙風船バレーボールをしました。みんなで，23，24，と少しでも長く続けようと夢中になってやった時間が忘れられません。

紙飛行機をとばそう！

ねらい

　紙を折り，自分の飛行機を作ります。その飛行機に名前をつけて，２階の窓から戸外に飛ばします。気持ちがのびのびするでしょう。お互いに作り方を話し合い，親しくなるきっかけになります。広い窓がある２階（３階でも）の部屋で SST を行っているときに適した活動です。

用　意

　「紙飛行機の折り方」はインターネットで調べておき，自分でも作ってみます。晴れた日を選びます。Ａ４やＢ５など長方形の用紙，または広告の紙などを用意します。やりなおしたい人のことも考えて，人数分より少し多めの枚数を用意します。リーダーは自分でも折れるように練習しておきます。戸外に紙が散らばるので，関係スタッフにあらかじめ，飛行機をとばすことを伝えておきます。

やりかた

　リーダー「みなさん，きょうはお天気もいいので，飛行機をとばして遊んでみましょう」紙を渡します。

1.「自分の好きな飛行機を作ってみましょう。作り方のわからない人は，知っている人に聞きながら作ってみてください」机やテーブルのところで作ってもいいこと伝えます。

2．リーダーとコリーダーは，みんなの様子を注意深く見ながら，助けが必要な人に作り方を助言します。また手早く自分たちの飛行機を折りあげます。

3．「だいたいでき上がったようですね。そうしましたら，みなさん自分の飛行機に名前をつけてみてください。一人ずつ，自分の飛行機の名前をみなさんに紹介してから，窓からとばしてみましょう」

4．「じゃあ，私からやってみます。窓のところに集まってください」メンバーは全員窓のところに集まります。

5．「私の飛行機の名前はコンドルです。ではコンドル号，ハワイまで行きま～す」リーダーはみんなが見ているなか，元気よく窓から飛行機をとばします。

6．「では次は誰の飛行機でしょうか？」と続けます。

配慮すること

リーダーはあらかじめ紙飛行機が上手に折れるよう，人にも教えられるように練習しておきます。作り方のわからない人，指の不自由な人には，一緒に作ってあげてもいいでしょう。

展開のために

とばし終えてから，グループは二，三人の組に分かれて，子どもの頃の遊びや，紙飛行機の思い出などについて話し合ってもらいます。その話の内容を，さらにグループ全体に報告してもらうのもいいでしょう。

飛ばした紙風船を片づけるボランティアをメンバーから募集して片づけておきます。

∞ エピソード ∽

この活動は，青森市八甲病院で早くから SST に取り組んでこられた，ソーシャルワーカーの船木昭夫さんに教えてもらいました。船木さんは今，青森大学の教授です。

7

タッチング

ねらい

　リズムにのって，隣の人のひざに自分の手をおくゲームで，グループのみんなと親しい気分を増すことをねらっています。

やりかた

リーダー「まず，隣の人のひざに手をおけるように，輪を小さくしましょう」
　　　　と，呼びかけて，全員に椅子を動かしてもらい，小さな輪を作ります。

1. 「では，私のやるのをよく見て，その通りにやってみてくれますか？」
　　と，リーダーは全員の注意をうながします。

2. 「1」とリーダーはゆっくり言い，自分の両手で自分のひざを叩きます。
　　全員にまねしてもらいます。

3. 「2」で，リーダーは左隣りの人の左と右のひざに，それぞれ手を置きます。全員にまねしてもらいます。

4. 「3」で，リーダーはもう一人先の隣の人のひざに両手を伸ばします。両手が届かなくてもいいですが，触るつもりで，思い切って手を伸ばせればいいです。全員が同じ方向に身を傾けることになり，笑いがでるでしょう。

5. 次に右隣りの人のひざを「4」とし，もう一人先の隣の人のひざを「5」として，手を置いてみます。「ここまでが練習です」

6，「はい，では本番です。1」で，また自分のひざに手を戻します。「2」「3」「1」と戻ります。それから「4」「5」と手を伸ばし，全員が右側に体を傾けます。

7，これをリズムにのって繰り返します。

配慮すること

リズムにのれない人がいないか，注意しながら早さをきめていきます。

メンバーができるようであれば，だんだんスピードをあげていくとか，テンポの早い，皆の知っている歌をうたいながらやってもいいでしょう。

どのくらいが適当かはグループメンバーによってきめてください。異性のメンバーがいるグループであれば，体に触るのは不適切かも知れませんし，歌などをうたいながら行うのが子どもっぽいと思うようなメンバーがいれば不適切かもしれませんので，注意しましょう。

⋯⋯⋯⋯⋯⋯⋯⋯⋯ ✂ エピソード ✂ ⋯⋯⋯⋯⋯⋯⋯⋯⋯

　これは青森県の精神保健福祉センター主催の SST 研修会で参加者から教えてもらったウォーミングアップです。みんなですっかりリズムにのったので，終わってももう少し続けたいという気分になってしまいました。セクハラにならないように気をつけて！

リーダーとじゃんけん

ねらい

　リーダー一人とメンバー全体がじゃんけんをするので，賑やかで，緊張も少なく，仲間意識を高めることができます。またはじめはあまり目立たないでゲームを楽しみ，もし，勝ち続けることができれば，喜びが増すでしょう。メンバーからリーダーを出すので，それもいい感じだと思います。

用　意

　特にありません。できれば勝った人にあげる小さな賞品などを用意できると楽しいでしょう。背の高い人ばかりでなく，背の低い人がリーダーになってもいいので，適当な高さの安全な台などがあれば，みんなからよく見えるように立ってもらうことができます。

やりかた

　リーダー「みなさんの中で，誰が一番背が高いでしょうか？　その方が一番見えやすいので，その人にリーダーになってもらって，じゃんけんをしてみましょう。これは"リーダーとじゃんけん"というゲームですが，最後まで勝ち続けるのは，誰でしょうね？　やってみましょう」

1. 「では，Ａさん（一番背の高い人）こちらにでてきてください。みなさん立ってください」Ａさんとグループ全員がじゃんけんをします。Ａさんに勝った人とあいこの人は残って，じゃんけんを続けます。負けた人は椅子に座ります。
2. 「だんだん，残り少なくなりましたね」
3. 「さあ，最後の二人になりました。どちらが残るでしょうか」
4. 「Ｂさん，おめでとうございます。賞品をどうぞ。感想をひとこと，聞かせてください」（拍手）

配慮すること

　このゲームは人数がある程度いなければ，あまり盛り上がりません。リーダーになった人にも，アメ二，三個とか，カードとかをあげてもいいでしょう。ユーモアを添えてプレゼントしてください。人から何かをもらうのは心が温まるものです。

9

じゃんけんチャンピオン

ねらい

　全員が動くので緊張をほぐし，思いがけずチャンピオンになった人は，みんなに認められる機会となり，嬉しい気持ちになるでしょう。

用　意

特にありません。

やりかた

リーダー「みなさん，それぞれ上手にできることを持っておられますが，今日は，このグループの中で，誰が一番じゃんけんが強いか，見てみましょう。その人がじゃんけんのチャンピオンです。チャンピオンはもちろん自分だ，と思う人はいますか？　このグループのチャンピオンは誰か，すぐにわかりますよ」

1.「はい，ではまず身近な人とじゃんけんをしてください」奇数で相手がいない人には，リーダーが相手になるとよいでしょう。
2.「負けた人は勝った人の後にまわり，肩に手を置いてください」
3.「勝った人はそのまま，また，じゃんけんする相手を見つけて，じゃんけんを続けてください」

4．「負けた人はまた，勝った人の後についてください」
5．「はい，どんどん新しいグループを相手にじゃんけんを続けてください。あっ，とうとう天下分け目の決戦になりましたね。はい，がんばって！」
6．「今日のチャンピオンを紹介します。○○さんです。ちょっと，ひとことスピーチをお願いします！」（みんなで拍手）

配慮すること

　少なくても10名以上の人数がいるとおもしろみがでます。また，全員で動きまわれるスペースのある部屋が必要です。

展開のために

　スピーチが苦手の人がチャンピオンになったときは，インタビュー形式にし，答えやすい質問をするといいでしょう。
　例：「今朝起きたとき，今日はいいことがあるぞ，という予感がしましたか？」

10

負けるが勝ちじゃんけん

ねらい

　通常の発想と違って，負ける人が勝ちという，ほっとしたユーモアのある遊びです。じゃんけんで，グループの中のいろいろな人と関わる機会を作ります。

用　意

　何か小さいものでも，賞品を用意すると楽しいと思います。もらった人が喜ぶハンドタオル，せっけん，おせんべいなど。

やりかた

リーダー「皆さんの中で，じゃんけんの弱い人がいますか？」手の上がるのを待ちます。

1.「では，今日こそその人たちのチャンスですよ。今日のウォーミングアップは，負けるが勝ちというゲームです。これは，"負けるが勝ちじゃんけん"といって，普通のじゃんけんをして，負けた人が最後まで進んでいき，一番負け続けた人が最後に大逆転で，勝ちになるというものです。勝った人は，すぐ椅子に座ります」

2.「では，実際にやってみましょう。近くの人とじゃんけんをしてください」

3.「はい，勝った人は椅子に座ってください。負けた人は，また，違う相手とじゃんけんを続けてください」

4.「最後まで負け続けた人が勝ちですよ。ああ，いよいよ，大勝負ですね」

5.「Wさん，やりましたね！　では，勝利者に盛大な拍手をお願いします」

配慮すること

新しい相手を見つけることができず，立ち往生している人がいないか，リーダーとコリーダーは注意して，全体を見渡しています。

展開のために

勝利者には，メンバーから三つの質問を出してもらい，答えてもらいます。たとえば，好きなテレビ番組，趣味，好きな国など。

デイケアの人ならば，休日はどのように過ごしているか，旅行に行ってみたいところはどこ，１万円あったら何を買いたいか，などの質問も楽しいものです。

体でじゃんけん

ねらい

　全身を使って活発に動くので，緊張をほぐします。みんなで同時にやるので，賑やかなリラックスした雰囲気になります。勝ち抜いた人は嬉しい気持ちになります。

用　意

　チャンピオンにあげる小さな花束，またはちょっとした賞品や賞状を用意します。

やりかた

　リーダー「今日のじゃんけんは，全身を使ってやるものです。体でじゃんけんをして勝ち抜き戦をしましょう。チャンピオンには賞品があります。まず，グーは両足を揃えます。やってみてください。チョキはちょっと跳んで，片足を前に出します。パーは横に足を広げます。それでは，グー，チョキ，パーを試してみましょう」みんなが要領をのみ込むのを確かめます。

1．「ではこの中で，誰がじゃんけんのチャンピオンか，勝ち抜き戦できめましょう。相手は誰でもいいですよ。遠くにいる人を選んでもいいですよ。どんどん歩いていって，誰にでもチャレンジしてみましょう。相手を見つけましたか？　それではまず，じゃんけんしてみましょう」全員でいっせいに始める。

2．「は～い。負けた人は椅子に座ってください」負けた人は椅子に座り，見ている。残った人同士で続けていきます。「次，また体でじゃんけん，してみます！」

3．「すごい！　今日のチャンピオンを紹介します。○○さんです。××さんから花束を贈呈してもらいます」と，用意した小さな花束または他の賞品などをあげます。

4．「Ａさん，感想をひとことお願いします」リーダーはアナウンサーの役をとり，手をマイクの形にして，Ａさんの前にそれを差し出し，感想を言ってもらいます。みんなで拍手。

配慮すること

動作を覚えるのが困難な人，体の不自由な人はいないか，気をつけましょう。

展開のために

人数が多いときは，二人組になって，それぞれ何を出すかをきめ，四人一緒に勝負して，結果をみます。負けたら，二人揃ってリタイアし，椅子に座ります。

賞状は１等に「がんばったで賞」，２等に「もう少しだったで賞」などをあげてもおもしろいでしょう。見学席にいる人に賞状をあげる役をとってもらい，その人が少しずつグループに慣れてもらうのを助けるのもいいと思います。

12

じゃんけんおまわり

ねらい

ペアでじゃんけんをすることによって，人と関わりがもてますし，体を動かすことによって，気分をいきいきとさせることができます。

用 意

特にありません。

やりかた

リーダー「まず，二人で組になってください」

1. 「じゃんけんをします。負けた人は勝った人のまわりを，1回まわります」リーダーは相手を見つけ，実際にやってみせます。

2. 「もう一度じゃんけんをします。また同じように，負けた人は勝った人のまわりをまわります。2回目に負けた人は，2度まわりをまわります」

3. 「3度目に負けたときは，3回も相手のまわりをまわらなくてはなりません。目がまわらないように気をつけて，ゆっくりまわってくださいね」

4.「どちらかが3回まわったら，その人が負けということで勝負がつきます」
5.「じゃあ，はじめてください」

配慮すること

これは活発なゲームなので，高齢者にはあまり向きません。

❧ エピソード ☙

　ルーテル学院大学の学生で作っている SST 研究会の仲間と一緒に，このウォーミングアップ活動を試してみました。みんなとても元気にやりましたので，若い人が多いデイケアなどでは，楽しめると思います。

13

じゃんけん金持ち

ねらい

　適当な大きさに切った紙（A4 を 8 等分にするなど）をお金に見立ててじゃんけんをし，勝ったら相手からお金をもらい，負けたら相手にお金を払う，という単純なゲームです。しかし，そこは人情。遊びとわかっていても，お金となると思わず真剣になってしまうところが，自分でも情けないというか，ほほえましいというか，複雑でおもしろい心理が働きます。いろいろな人との相互作用があり，グループが活性化します。

用　意

　お札にみたてる紙を一人 3 〜 4 枚と考えて，人数分用意します。何枚かの紙に特別なシールを貼って，そのシールが貼ったお金は倍の 1 枚 2 万円などにします。

やりかた

　リーダー「今日は，じゃんけんをするたびに，お金持ちになるチャンスがくるゲームをしましょうか。ここにある紙は 1 枚 1 万円です。1 人に 3 枚ずつお配りしますので，誰でも最初は 3 万円あることになります。特に 2 万円の紙もありますので注意してください」

1.「ではお配りします」と，一人ひとりに紙を配ります。あるいは，メンバーに手伝ってもらってもいいでしょう。

2.「それではみなさん，お立ちください。どなたとでもじゃんけんをして，勝った人は負けた人から1万円をもらってください。ちょっとやってみましょう」リーダーは近くにいる人とじゃんけんをして，やり方をみせます。

3.「負けた人もまた相手を変えて，勝つようにがんばってじゃんけんを続けてください。手持ちのお金がなくなった人は，椅子に腰かけてください」

4.「じゃあ，始めましょう」リーダーは，突っ立っている人がないように，メンバーの相互作用を助けます。違った相手を見つけられない人には，積極的に相手を探すように声をかけます。

5. リーダーはある程度勝負がつくまで待っていて，適当なときに止めます。

6.「それではみなさん，おかけください。それぞれいくらになりましたか？　発表してください」

7. 全員，自分の手持ちのお金の金額をグループに発表します。

8.「では，Aさんが1番で6万円ということで，すごいですね。2倍になってしまったんですね！」

9.「じゃあ，もう1回勝負にでてみましょう。いったん，お金を全員，ここに返していただけますか？　ではまた，一人3万ずつになるように配ります」同じことをもう1回します。敗者復活戦のようなもので，今度はお金持ちになる人もいるものです。

配慮すること

　金額は1,000円でもいいですし100万円単位であってもいいですが，利用者の気持ちのゆとりに合わせてきめてください。この後，3万あったら何を買いたいですかとか，手もとのお金で何が買えるでしょうなど，買い物SSTや金銭管理のSSTに展開することができますので，それを考えて用意する金額をきめてください。

開きじゃんけん

ねらい

　二人ずつ組みを作って，いっせいにじゃんけんをするので，緊張がほどけ，みんなの賑やかな声で，グループが活気づきます。また，知らない人と組みになり，親しくなるきっかけにもなるでしょう。

用　意

特にありませんが，部屋があまりにも狭いところでは十分に楽しめません。

やりかた

リーダー「まず，二人組みをつくりましょう」リーダーも誰かと組みます。

1. 「はじめに私がやってみます。まず，つま先を揃えて立ってください。じゃんけんをして，勝った人が負けた人に〈お開き〉と言います」と言ってじゃんけんをします。リーダーが負けたとします。すると相手に，〈お開き〉と言われ，リーダーはつま先を開きます。相手はまだ，つま先を揃えて立っています。
2. 「もう一度負けると，今度はかかとを動かして，もっと足を開きます」と，説明を続けます。

3.「じゃあ，それぞれがんばって，じゃんけんをしてみましょう。どちらかが，3回負けたら終わりです」

配慮すること

　相手がいないメンバーには，リーダーが相手になりましょう。偶数のときには，リーダーはみんなを応援したり，個別に声をかけたり，楽しく仲間に入ります。

展開のために

　勝負を3回ときめずに，これ以上もう足をひろげることができないところまでとするのも，結構おもしろいものです。
　そのときは，足の長い人がだんぜん有利ですね。「足の長さに非常な違いがあるときは，組む相手をよく考えてください」などと言うのも，笑いを誘ったりするかもしれません。また，勝った人同士でさらに勝負をしてもいいでしょう。

縮みじゃんけん

ねらい

じゃんけんをして，勝った人は負けた相手の体を縮めるというゲームで，始めてすぐ，賑やかに笑いのでるゲームです。また後から，勝ち組と負け組の二つに分かれて，さらに同じ目的のじゃんけんをする部分で，にわかにグループ意識が高まってくるのがおもしろいところです。

用　意

特にありません。

やりかた

リーダー「これから，二人ずつ組になってじゃんけんをします」ペアになってもらいます。

1. 「勝った人は負けた人の頭か肩に手を置いて〈ちぢめ！〉と言います。負けた方は，身体を縮めてください。3回縮んだ方が負けです」リーダーは実際にやってみせます。
2. 「では，始めてください」リーダーは全体の様子を見ています。

3. 「賑やかでしたね。それでは，負けた人たちはこちら側に，勝った人たちはあちら側に集まってくれますか？」メンバーに動いてもらい，全体を二つに分けます。
4. 「それでは，両方のグループから，一人ずつ代表を出してください」代表が出てくるのを待っています。
5. 「代表にじゃんけんをしてもらいます。勝ったら相手に〈ちぢめ！〉と言ってもらいますが，負けた方はグループ全員で縮んでもらいます。これも，3回縮んだ方が負けです。では，代表はがんばってください。みなさん，応援をお願いします」
6. 「では，どうぞ」

配慮すること

　賑やかに盛り上がったところで，さっとやめます。勝った代表にインタビューをするような感じで感想を聞いてもいいでしょう。

❦ エピソード ❧

　このゲームで最後に二つに分かれてグループで勝負するやり方は，神奈川医療少年院の教官から，教えていただきました。やってみると，この最後の部分があるのと，ないのでは，グループ全体の雰囲気に大きな違いが生まれることを実感しています。工夫の大切さを教えられました。

16

人生じゃんけん

ねらい

　自由に相手を選んで，じゃんけんをしながら，勝ち進んでいきます。1回勝つたびに，年齢があがっていきます。子ども，20歳，50歳，80歳，100歳の5段階です。年齢に応じて姿勢を変えていきます。100歳の椅子に座った気分はどんなものでしょう。にぎやかな動きで，グループ全体が活性化します。

用　意

　白板に子ども，20歳，50歳，80歳，100歳と書いておきます。

やりかた

リーダー「少し，身体を動かして元気になりましょうか（真ん中に椅子を置きます）。これは，100歳の人が座る椅子です。人の一生をじゃんけんでたどります。はじめは全員が子どもです。背が低いので，しゃがんで，お互いにじゃんけんをします」

1.「ちょっと，私とコリーダーのAさんと二人でやってみます」二人ともしゃがみます。じゃんけんをして，勝った方が身体を伸ばして立ちます。

2．「勝ったら今度は青年なので，立ち上がることができます」
3．「負けた人はそのまま，子どもです。また，相手を見つけてじゃんけんしますが，青年が勝ったら，50歳の働き盛りです。次は80歳で少し，背が丸くなってきました（リーダーは背を丸くしてみせます）。80歳が次の人に勝ったら，いよいよ，100歳です。100歳になった人は，あの椅子にめでたく座って，ゲームは終わりです」
4．「ではまず，全員で子どもになりましょう。それでは，誰が早く長生きできるか，がんばってください」
5．みんなの様子を見守ります。「はい，勝った人同士，負けた人同士でじゃんけんをしていってください」
6．「もう80歳の人が出ましたね」「とうとう100歳の人が出ましたよ。おめでとう」（笑いと拍手）「これで終わりにします」と全員がやめます。

配慮すること

高齢者の少ないグループでは「そんなに長生きしたくない」という人もいるかもしれません。「ところが実際には，年をとったら長生きしたくなるものだそうです」と軽く流して，楽しくやりましょう。
また，子どものままだった人には，何かフォローの言葉をかけるといいでしょう。

展開のために

デイケアでは，同じような考えで，はじめは県内旅行，次は全国旅行，次に好きな海外旅行，世界一周の飛行機，最後は「宇宙旅行」になる「旅行じゃんけん」も，いいかもしれません。
メンバーの顔を思い浮かべて，5段階になるものを試してみましょう。

17

陣取りじゃんけん

ねらい

　大勢でワイワイ遊ぶ楽しさを味わいます。病院で15人の患者さんに3人のスタッフがいると，18人になります。そのくらいの人数ならば，楽しめるゲームです。仲間意識，競争意識が強まります。長く入院している患者さんにSSTグループに参加してもらう時の準備としてよい活動です。勝ったグループに渡す簡単な賞品などがあるといいでしょう。

やりかた

　リーダー「これは，相手の陣取りをするゲームです。まず，二つのチームに分かれましょうか。それぞれのチームは部屋の両方の隅に集まってください」
1.「それぞれ列を作ってください」
2. リーダーは部屋の中央に二つの椅子を置きます。「先頭から一人ずつ急ぎ足で歩いてきて，この椅子の角を曲がり，相手の陣地を目指します。途中で相手のチームの人と出会ったとき，二人でじゃんけんをします」実際にやってもらいながら，説明します。
3.「勝った人はそのまま進みますが，負けた人ははずれます。そのかわり，負けた人のチームから次の人が急いで出てきて，相手が自分の陣地に入るのを防ぎます。そして，また二人が出会ったところで，じゃ

んけんをします。相手の陣地に先にたどり着いたら，まだ残っている
人が歩き出します。自分の陣地に相手を入れないように，相手の陣地
に一人でも多くの人を入れるようにするのが，ポイントです」
4.「ルールは走らずに急ぎ足で歩くことです。では，始めましょう」

配慮すること

　リーダーは安全に注意しながら，全体の進行を見守ります。コリーダーは
一人ひとりの状態を見て，混乱しないように，こまめに言葉かけをしましょ
う。あまり人数が少ないと，楽しくありません。「これから始めます」とか「こ
れで終わります」などという簡単なあいさつや勝ったグループに賞品を渡す
係など，メンバーの出番をつくってあげましょう。

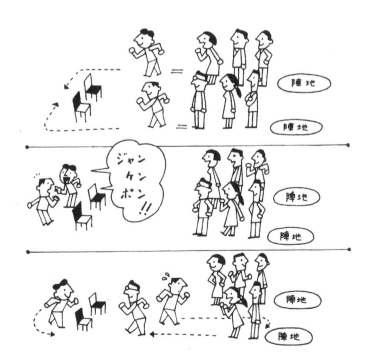

スイカはココだよ

ねらい

なじみの「スイカ割り」の気分で，二人で助け合う経験ができれば，よいと思います。みんなで成り行きを見ているので，グループ意識が育ちます。

用　意

ビニールボール（スイカらしく，緑のビニールテープを貼ると気分が出ます），筒状に丸めた新聞紙，目隠し用の手ぬぐい，またはタオル。

やりかた

リーダー「まず，二人組を作りましょう」

1. ボールを持って「これは，スイカ割りに使うスイカです」適当な場所に置く。
2. 「あのスイカを，一人にこの棒で（新聞紙の棒をみせながら）割って，と言っても，たたくだけですが，みごと命中させてください。もう一人は『まっすぐ』とか，『もう少し右に』などと言って，相手がうまくスイカのところに近づき，たたけるように誘導してくれますか？」
3. 「では，椅子を少し動かして場所を作りましょう」

4. 「まずちょっと私たちがやってみます。特に誘導の仕方をよく見ていてください」リーダーとコリーダーが組んで,実際にやってみせます。

5. 「では,最初にチャレンジしてくれるチームはどなたでしょうか？では,お願いします。みなさんの盛大な応援をお願いします」

6. 打ち損じたときは残念なので,目隠しをとって1回パン！　とボールを打ってから席に戻ると,ストレスがたまりません。

配慮すること

誘導の仕方がよくわからないメンバーもいますので,リーダーやコリーダーがそばに立って,声かけをコーチするとよいでしょう。

🎀 エピソード 🎀

長期入院の患者さんが仲良く助けあっているグループに私も参加して,みごとにパン！　とボールをたたいたときは,やったあ,と愉快でした。

19

すき焼き（変形フルーツバスケット）

ねらい

　オニの言うことを注意して聞いて体を動かすので，気分と体がいきいきします。（やり方はフルーツバスケットと同じアイデアです）

用　意

白板以外は特にありません。

やりかた

　全員に円形に座ってもらいます。リーダーは立っていて，自分のための椅子はありません。

　リーダー「みんなで，体を動かしてみましょうか？　"すき焼き"という
　　　　　ゲームです。さて，すき焼きの中には，どんなものが入っていますか？」
　　　　　メンバーの意見を聞く。たとえば，肉，ねぎ，とうふ，など，でた名
　　　　　前を三つ白板に大きく書きます。

　1.「では，肉，ねぎ，とうふ，が出ましたので，ここから順番に，肉，
　　　ねぎ，とうふ，肉，ねぎ，とうふ，という名前を覚えてくださいね」と，
　　　一人ずつに名前をつけていき，「全員，名前をつけていきますからね」
　　　と，リーダーはメンバーが全員，肉，ねぎ，とうふ，を繰り返してい
　　　くように助けます。または，リーダーが円をまわって，一人ひとりに
　　　名前を確認していくのもいいでしょう。

2. 「では，名前を確認しますね。ねぎの人は手をあげてください。肉の人は？　それでは，とうふの人は？」と，全員に間違いなく，自分の名前を覚えてもらいます。

3. 「では，最初に私がオニになります。ねぎ，と言ったら，ねぎの人が立って席を替わります。ちょっとやってみましょう。ねぎ！」と，席を替わってもらい，その間，オニは空いている席に座ります。そうすると，座る椅子のない人がでますが，その人が今度オニになります。

4. 「おや，今度は○○さんがオニになりましたね。では，○○さんに〈すき焼き〉と言ってもらいましょう。すき焼きと言ったら，そのときは全員が立って席を替わります。では○○さん，〈すき焼き〉と言ってください」全員が動く。

5. 「それでは本番いきます。肉，ねぎ，とうふ，すき焼き，どれでもいいですよ」

6. 適当なところで終わる。

配慮すること

　安全に注意！　動作が鈍い人がいつもオニにならないように注意し，ときどき全員が動く「すき焼き」を入れるようにします。短く，きりあげます。

展開のために

　選ぶお料理は，すき焼きでなくても，何でもいいでしょう。〈カレーライス〉で，じゃがいも，人参，豚肉でもいいですね。〈カレーライス〉で全員が席を替わることにします。

　季節感を大事にした変形フルーツバスケットはどうでしょう？　12月にはサンタ，星，ツリーをきめ，〈クリスマス〉と言えば全員で動くなどもいいでしょう。自発性の高いメンバーがいるグループでは「眼鏡をかけている人」「巨人が好きな人」など，それに当てはまる人が席を替わり「今日は青空」で全員動くなど，楽しんでください。

20

２回しりとり

ねらい

　簡単な，よく知っているゲームを少し難しくしたものです。いろいろな単語を自由に思い浮かべられるように，発想を柔らかくします。

用　意

特にありません。

やりかた

　リーダー「みなさん，しりとりはご存じですよね。これから，ちょっと変わったしりとりをして，発想を豊かにしてみましょう」

1.「このしりとりは "２回しりとり" と言います。一人で二つの言葉をしりとりで言ってもらいます。リス，スルメ，と一人が言いますと，次の人はメダカ，カメ，と言うわけです」

2.「一人で二つも言うので，たくさんの言葉がでてきますので，人の言った言葉をもう１回言ってもいいことにしましょう」

3.「では，私からいきます」と，リーダーはもう一度お手本を示すために，一番先にします。

4.「では，どうぞ」と次の人にまわします。

配慮すること

　メンバー全員の発言によく注意を向け，笑ったり，ほめたり，相づちを打ったりして，発言を支持します。グループの人数があまり多いと退屈になったり，自分のところにくるまでの緊張に耐えられなくなるメンバーもいるかもしれません。よく，反応を考えて，この活動を導入します。

✂ エピソード ✂

　この活動は，青森県の精神保健福祉センター主催の SST 研修会の参加者から教えてもらいました。新潟県上越市の川室記念病院の看護師さんも，同じようにこの活動を自分の SST グループにやっておられました。患者さんにはすぐできる人，考え込む人などもおられましたが，みなさん楽しそうでした。

21

お弁当のふたをあければ

ねらい

　想像力を働かせて，おいしいお弁当の中身を紹介してもらうもので，自発性が引き出せます。長期入院中の高齢の患者さんのグループ，特に女性のグループに向いています。お弁当でも持って外出できるような季節に向いている活動です。

用　意

特にありません。

やりかた

リーダー（椅子に座ったまま）「お弁当をもって外にいきたい季節になりましたね。さあ，皆さんはどんなお弁当が好きですか？　ちょっと私のお弁当のふたをあけてみますよ」リーダーは手にお弁当をもっていて，そのふたをあけるジェスチャーをします。中をのぞいて，「わあ，おいしそう。とり肉の炊き込みご飯だわ。これって, おいしいのよね」

1.　リーダーは自分のお弁当のふたをしめて，自分の横におき，新しいお弁当を隣のＡさんに渡すジェスチャーをします。

2．「Ａさん，お弁当のふたをあけてください。何が入っていますか？
皆さんに教えてあげてください」
3．Ａさん（手元をみながら）「おいしそうな卵焼きとかまぼこが入って
います」（拍手）
4．「Ｂさんもあけてみてください。そして，教えてください」と続けて，
全員に言ってもらいます。

展開のために

　全員が終わった後に，お弁当をもってどこに行きたいかを話し合ってみて，
実際に出かける場所を相談してもいいでしょう。

　あるとき，入院している患者さんの女性のグループで，少しおしゃれをし
て外出しようという発言がきっかけで，その場ですぐ，みんなで口紅をつけ
てみたことがあります。生まれて初めて口紅をつけたメンバーが，嬉しそう
に鏡を見る様子，それを口ぐちにほめている他のメンバーたちを見て，心が
とても温かくなりました。いつか『おしゃれ教室』というセッションを持ち
たいと思いました。慢性の患者さんたちには，多様なニーズを充足しながら，
ゆっくりと対人行動のとり方を向上させていくことが大切です。

メンバーの緊張をほぐすための活動

22

さわやか深呼吸

ねらい

　深呼吸をして緊張をとります。さわやかな気分になる言葉を思い浮べて，それを口にだします。イメージがふくらんできて楽しいですし，他の人の思いがわかって興味がわきます。

用　意

白板が必要です。

やりかた

リーダー「みなさん，リラックスするために，ちょっと深呼吸をしてみましょう。少し楽な気分になりましたか？　今度は，もう一回呼吸を深く吸い込んで，息を吐くときに，自分をさわやかにしてくれる言葉を言います。その言葉を他の人も一緒に言ってみましょう」

1．「では，先に気分がさわやかになる言葉を白板に書いてみましょう。どんな言葉がありますか？　思いついた人は言ってください。たとえば〈ゆったり〉なんかいいですね。他には？」

2．メンバーから，〈のんびり〉〈ひろびろ〉〈ほんわか〉〈ぐうたら〉〈大の字〉〈はるかぜ〉などがでるかもしれません。

3. 「では，白板の言葉から好きなのを選んで，先に私がやってみます」
   深呼吸，息を吐きながら〈のんびり〉と言います。他の人も一緒に息
   を吐きながら〈のんびり〉と言います。なんだか，のんびりするから
   不思議です。
4. 「では，今度は誰が言ってくれますか？」「はい，○○さんお願いします」
5. ○○さん「ゆったり」，全員で「ゆったり」，と続きます。

配慮すること

　全体のペースをゆっくりもっていって，深呼吸もゆっくり，言葉を言うと
きもゆっくり言います。

展開のために

　深呼吸のかわりに背伸びとか，肩叩きなどもいいでしょう。体に触れられ
ることがイヤな人がいないか，気をつけましょう。

❀ エピソード ❀

　この活動はもと日本雇用促進協会の小熊さん（今では菅原さ
んです）から教えていただきました。
　研修のときに早速みんなで一緒にやってみましたが，中には
〈おんせ～ん〉などと言う人もいて，みんなの笑いをさそいま
した。

MEMO

ウォーミングアップ活動のアイデアを書きとめておきましょう。

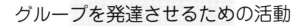

グループを発達させるための活動

23

すてきなカップル

ねらい

　自由に歩きまわるので，緊張をほぐし，誰と誰がカップルなのかを考える作業をするので，集中力が高まります。

　カップルになった人と親しい気持ちが深まるでしょう。

用　意

　みんなによく知られているカップルの名前を考えておきます。参加者の数にあったカップルの名前を B5 や A4 などの普通の紙に書いておきます。人数分の安全ピンを用意します。

　適切なカップルを選ぶことがもっとも重要な点です。参加者の年齢や興味を考えてきめましょう。

　カップルの例をあげました。浦島太郎－乙姫，秀吉－ねね，光源氏－紫の上，クレオパトラ－アントニオ，ロミオ－ジュリエット，瀬戸康史－山本美月，松坂桃季－戸田恵梨香など。

やりかた

リーダー「今日は“すてきなカップル”というゲームをしてみませんか？
　　　　ここにカップルの名前を書いた紙があります。みなさんの背中にこ
のなかの1枚をつけさせてもらいます。他の人が誰と誰がカップルか
を見て，あなたのパートナーをさがしてください。最後に自分が誰な
のかを発表してもらいます」

1.「みなさん，立っていただけますか？　ちょっと，後をむいてください」
　リーダーとコリーダーは，メンバーの背中に安全ピンで紙をとめてい
　きます。

2.「それでは，歩きまわって，相手を見つけてください」全員で互いのパー
　トナーを探し，ペアができたら終わりにします。

3.「自分の名前を一人ずつ発表してもらいましょう。では，一番先に相
　手を見つけたAさん，お願いします」

······················· ❧ **エピソード** ☙ ·······················

　これは長野県の精神保健福祉センターの保健師だった青木米
子さんから教えていただき，センターの研修参加者と試してみ
て，楽しかった活動です。あまり，人数が多いと覚えきれない
ので，グループが10人〜1二人くらいの時にやりやすいと思
います。

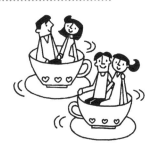

好きなものの仲間さがし

ねらい

　自分で考えて自分で選択する初歩的な体験をし，少しずつ自閉的な姿勢から離れるようにします。他の人の興味に関心が持てるようにし，自分の好きなものを誰が同じように好きなのかを知る楽しみが生まれます。

用　意

特にありません。

やりかた

リーダー「みなさん，お立ちください。好きなものの仲間さがしをしてみましょうか？　でははじめに，夏が好きな人はこちら側，冬が好きな人はこちらの反対側に（手で示す）並んでみましょう。どうぞ，動いてください」全員が自分の好みに従って動き，二手に分かれるように助けます。どちらも好き，どちらも嫌いな人は真ん中に立ちます。

リーダー（全体を見渡して）「わあ，夏が好きな人が多いですね」

1．「ではもう一度お聞きします。猫が好きな人はこちら，犬が好きな人はあちらです」

２．「ではＡさん，リーダーになって，何か選べるものを言ってください」
　　活発なメンバーを指名したり，リーダーのそばにいる人に頼んだり，
　　言いたいことがある人に言ってもらったりします。

３．「では，朝の食事にご飯が好きな人はこちら，パンが好きな人はこちら」

４．Ａさんが終わったら，今度はＡさんに，次の人を指名してもらいます。

５．適当なところで終わる。

仲間探しの例：ラーメンとそば，コーヒーと紅茶，野球とサッカー，洋画と日本映画，日本酒と洋酒，演歌とポップス，アメリカとフランスなど，参加者の興味や生活体験にそったものを提案してください。

配慮すること

皆の前で発言することに慣れていないメンバーには，リーダーの助けが必要かもしれませんので，やさしい提案を用意しておくこと。

展開のために

結果によっては，二つのグループの中で，または，さらにいくつかのグループに分かれて，なぜそれが好きなのか，何が魅力なのか，仲間で話し合ってもらい，さらに発表してもらってもいいでしょう。

ときにはテーマにそって，でてくるイメージ，泳ぎ，山登り，雪合戦などをみんなでジェスチャーをして遊んでみる，といった軽い気分を楽しみながら，メンバーに話しかけることもできます。

私はこの活動で，日頃はひとことも言わないメンバーが思いがけず笑顔で話をしてくれて，心が熱くなったことが何度もあります。

25

スペクトログラム
（尺度法）

ねらい

　リーダーにはメンバーの生活の様子を知る機会となり，練習課題のヒントを与えられます。メンバーは，仲間と自然に話をし，生活の様子を知り，共通の話題がみつかる機会になります。

用　意

特にありません。

やりかた

リーダー「みなさん，どんな人がこの仲間にいるか，お互いを理解するよい機会になることをやってみましょう。私が言うテーマにそって，順番に並んでみてください。まず，早起きしらべです。朝一番早起きだと思う人は，こっちの壁（手で示す），一番遅いと思う人は反対の壁側です。向こうの壁を100とし，こちらの壁を0とすると，皆さんはそれぞれ，どこに立ちますか？　めいめい，自分がいつも起きる時間だと思うところに立ってみて，近くの人が何時に起きるのか確かめながら，順番に並んでみましょう」

1. リーダー，コリーダーは，メンバーの間を動いて，順位を確かめるため，「あなたは何時に起きます？　お隣の人と順番に並んでいます？　お隣が何時に起きるのか，聞いてください」と，相互の会話を促します。

2．同じ時間の人は，皆が横に並んでいれば，そこだけ縦に並びます。

3．一番先頭の人に，「一番早起きですか？　何時？　えっ，5時半？　早いですね。起きたらすぐ何をします？」などと質問をし，話を引き出すようにします。

4．それから，列の近くに並んでいる人たちと自由に話をしてもらってもいいでしょう。

5．一番遅い人に，早い人に対する感想を言ってもらってもいいでしょう。

配慮すること

全員が並べるほどのスペースがないとき，先頭を定めて円形にしてもいいでしょう。

展開のために

メンバーが楽しめるようないろいろなテーマを考えると，楽しくお互いのことを理解する時間になるでしょう。たとえば，一日にテレビを見ている平均時間，パチンコに使っているお金の額，お風呂に入っている時間の長さ，お酒が好きな気持ちの度合い，などです。

∽ エピソード ∾

SSTのメンバーにお風呂の時間の長さを聞いたことがあります。一番長い人は2時間でした。家族の間に問題を起こしかねません。家族の対応，本人の対応で，何かの練習課題が見つかる可能性があります。並んだとき，隣の人とおしゃべりをして，シェイビングクリームについて初めて知ったメンバーがいました。彼はそれまで，せっけんをつけて剃刀で髭をそっていたのですが，さっそくお店にいって，シェイビングクリームを買うという練習をしました。

連想リレー

ねらい

　一つの単語を聞き，その言葉から自分が連想した次の単語を言う，それを聞いてまた，次の人が連想した言葉を言う，というように，どんどん続けていきます。自由に発想する自発性の訓練になりますし，人の話を聞いて，自分のイメージを自由に作っていく楽しみがあります。

用　意

　特にありません。

やりかた

リーダー「今日は，ある一つの言葉から思いつく別の言葉を言ってもらい，また，その言葉から思いつくことを言う，という連想リレーをしてはどうかと思います」

1.「では，私から言います。〈青空〉。お隣りの○○さん，青空から連想する言葉を言ってください」

2. メンバー「雲」，リーダー「雲から，次どうぞ」→「飛行機」→「海外旅行」→「ハワイ」→「フラダンス」→「美人」，と続けていきます。

3. 皆の様子を見て，一まわりして終わりにしてもいいし，もう一まわりしてもいいです。

配慮すること

難しくて黙ってしまう人がいないか，注意します。

黙ってしまった人にただヒントをあげるのではなく，「たとえば，○○と××のうち，どっちがいいでしょう」と選んでもらって，少しでも主体性を尊重する援助の仕方がありますから，参考にしてください。

展開のために

意外な連想をした人は，それなりの伝えたい話を持っているかもしれませんね。あとで「○○さん，さっき，山の後に写真と言いましたね。何か特別な思い出があります？」と聞くことによって，「昔，小学校のときに山登りして，そのとき，受け持ちの先生と一緒にとった写真が忘れられない。お母さんがほめてくれたから」などという話が聞けるかもしれません。

サイコドラマのテクニックを使って，みんなで山にある木になったり，岩になったり，先生になったりして，そのメンバーに聞きながら，そのメンバーの大事な「写真」をみんなで作ることができます。

27

パートナーと踊りましょう

ねらい

　軽い音楽にのって，パートナーを変えながら，自由に踊るだけです。心と体をできるだけいきいきさせ，いろいろなメンバーと関わりを持つように助けます。

用　意

　ダンス用の音楽テープのカセットを用意します。時間があれば，5曲のいろいろなリズムの音楽を，それぞれ約1分，合計5分くらい録音した音楽テープをあらかじめ作るといいでしょう。カセットのためのプレイヤーを用意します。

やりかた

　リーダー「みなさん，今日は楽しいダンス音楽を用意しました。音楽に合わせて，パートナーと自由に踊ってみませんか。ちょっと私がやってみますので，見てください」音楽を流し，コリーダーと自由に踊るのを見てもらいます。向かいあったまま，お互いの体には触れないで踊ります。もちろん，手をとり合ってもいいでしょう。

1. 「じゃあ，みんなでやってみましょう。まず，パートナーになる人を
　お願いして，二人ずつ，組んでみましょう」ペアができたのを確かめ
　て，音楽を流します。
2. リーダーの合図（拍手とか「はい，変えます」）や，編集したテープ
　の音楽が変わるたびに，パートナーを変えて自由に踊ります。
3. リーダーも一緒に踊り，人によっては手を取ったりして，身体的接触
　を深めます。疲れすぎないように。

配慮すること

　メンバーにあった音楽を選ぶこと。人によっては，テンポが急な音楽より
は，ゆっくりしたワルツなどがよいかもしれませんが，若いメンバーが多い
デイケアなどでは，活発な音楽がいいかもしれません。ステップは自由にす
るのがコツです。

展開のために

　ダンスの後で，ダンスにまつわるメンバーの経験や思い出などについて，
それぞれ話をしてもらう「人の前で話す」というSSTに入っていくことが
できます。
　東京のある精神科病院で，看護師さんと一緒に私がSSTを行ったとき，
若い頃，ダンスホールに通った患者さんがいて，みんなで，その人からマン
ボなどのステップを習い，病棟でディスコパーティを開いて，とても楽しい
行事ができました。
　パーティに招待状をもっていく，当日の司会をする，開会・閉会のあいさ
つ，飲み物をすすめるなど，すべてSSTの時間に練習して，大成功でした。

28

聖徳太子もどき

ねらい

　大きな声を出すいい機会になります。また，注意を集中し，グループで助け合って答えをだすので，協力する楽しさがあります。

用　意

特にありません。

やりかた

リーダー「聖徳太子は一度にたくさんの人の話が聞けたと言われていますね。今日はみなさんに聖徳太子もどきの経験をしてもらいます」

1. 「では4人のグループを作ってもらいましょう」人数をあわせるために，スタッフが入ったり抜けたりします。二度登場するメンバーがいてもいいでしょう。

2. 「それでは，二つのチームに登場してもらって，向かいあってもらいます。ちょっと練習してみましょうね」

3. 「それでは，まず，野菜からいきます。それぞれのグループで，4文字の野菜の名前を考えてください。そして，一人ずつで，その野菜の文字を担当します。たとえばじゃがいもでしたら，Aさんは〈じゃ〉，Bさんは〈が〉，Cさんは〈い〉，Dさんは〈も〉です。合図があったら，いっせいにその文字をできるだけ大きな声で叫んでください。別のチームはそれを聞いて，何の野菜かをグループで相談して当てます」

4. 「それぞれのグループで，野菜の名前を相談してください」グループで集まって，当ててもらう野菜の名前をきめます。

5. 「じゃあ，代表にじゃんけんしてもらって，先行をきめましょう。じゃあ，どうぞ」

6. 代表がじゃんけんします。勝った方が先に野菜の名前を叫びます。負けた方がグループで相談して，その野菜の名前を当てます。

7. 次に名前を叫ぶグループ，当てるグループが交替します。

8. まだ，待機しているグループがあれば，もう一つ相手になるグループに登場してもらって，今度は動物の名前などジャンルを変えてやるといいでしょう。ジャンルは地名，花の名前，人の名前などでもいいでしょう。

········· ∞ エピソード ∞ ·········

これは栃木県の佐野厚生総合病院の看護師さん，鈴木勝宏さんから教えていただいた活動をヒントにしました。

ジェスチャーリレー

ねらい

　ある動作のジェスチャーを次々にパスしていって，最後に何のジェスチャーだったのかを当てるというゲームです。注意を集中して人の行動を見て，それを間違いなく伝えていくためには，想像力を働かせなくてはなりません。注意を集中させる，よく見て，よく考え，よく体を動かす練習になります。グループを二つに分けると，見ている楽しみも生まれます。

用　意

　ジャスチャーの題を書いた紙を数枚，用意しておきます。

やりかた

　リーダー「みなさん，これからジェスチャーリレーをしてみましょう。グループを二つに分けて，一つのグループはリレーをし，もう一つのグループはそれを見て楽しみましょう。やるグループは前の人のジェスチャーを次の人にリレーしていき，はじめの人のジェスチャーが，うまく最後の人まで正確に伝わるようにがんばります。前の人のジェスチャーをよく見て，自分もその通り，次の人に伝えるのがポイントです。最後に，一番はじめの人に当たっているかを聞いてみます」

1. 「それでは，まず全員が二つに分かれてみましょう」分かれたら，どちらのグループが先にするかをきめてもらいます。リーダーは見ているグループに，何のジェスチャーなのかを書いた紙を見せておきます。

2. 「それじゃあ，Ａさんからはじめます。Ａさん，お立ちください。これから，私があるジェスチャーをしますから，それと同じことを，Ａさんは次の人にもしてください。全員にジェスチャーがリレーされましたら，みなで何のジェスチャーだと考えたのかを発表してもらいます」

3. リーダーはＡさんだけに自分の方を見てもらい，無言である場面のジェスチャーをして見せます。たとえばお風呂に入って，タオルで自分の背中を洗っている様子などです。

4. 見ている人は，何のジェスチャーなのかを一生懸命に考えながら見ています。自分の考えに従って，自分の隣りの人に自分の方を向いてもらい，そのジェスチャーを伝えていきます。

5. こうして次々とジェスチャーをリレーしていき，終わりまでいきましたら，見ていたグループの人たちの代表が，一番はじめは何のジェスチャーだったのか，相手のグループに伝えます。

6. 最後に，一番始めにジェスチャーをした人が何のジェスチャーだったのかを発表します。

配慮すること

　SST のリーダーが一番最初にジェスチャーを送る人をやっても，次にはメンバーの中からリーダー役になってもらう人をつのってみましょう。

記憶しましょう

ねらい

　集中して品物の名前を覚える努力をし，その名前を思い出すために，みんなで協力するので，グループ意識を高めます。展開の過程で，メンバーにいろいろな役割をとってもらう機会があります。

用　意

　10個の品物を用意します。いろいろな種類のもの，意外性のあるもので，互いにあまり関連のないものがおもしろいです。紙袋に入れておきます。もう一つ空の紙袋を用意します。品物の名前を書き出すメモ用紙とボールペンを二つ，用意します。

　品物の例：口紅，めがねケース，はさみ，1,000円札，ボールペン，コップ，お花，本，ハンドバック，スカーフなど。

やりかた

リーダー「今日は記憶力をしっかりきたえる練習に役に立つ活動で，“記憶しましょう”というのを紅白試合でやってみましょう」

1．「まず，グループを二つに分けましょう。一つが白組，もう一つを赤組にしましょうか」

2.「それでは，この紙袋に 10 個の品物が入っています。これからそれを，一つずつ見てもらいますので，よく，覚えておいてください。出してお見せしたものは，こちらの袋に入れていきます」

3.「全部見た後で，それぞれのグループで助け合って，品物の名前をできるだけ思い出してください。たくさん思い出したグループが勝ちになります」

4.「それでは，いきます。はい，まずこれです」リーダーは品物を一つずつ，みんなに無言でみせます。一つ５〜６秒でいいでしょう。

5.「はい，これで終わりました。さあ，がんばって全部思い出してみましょう。グループに紙を１枚あげますので，メモ係をきめてください。その人に思い出した品物の名前をメモしてもらいます」

6. グループごとに名前を書きあげ，最後に実際の品物とくらべて，多いほうが勝ちとなります。そのとき，品物を袋から取り出す人もメンバーの中から選んでやってもらうといいでしょう。

配慮すること

　人数と能力によって，品物の数を増やしたり，減らしたりする必要があります。また，分けるグループの数をふやして，三つとか四つなどにもできますが，その際のグルーピングを考える必要があります。スタッフが入って助けてもいいでしょう。

31

ほめ言葉のシャワー

ねらい

　たくさんの人から，集中的にほめてもらう活動です。誕生日を迎えた人，何かよいことがあった人，または，逆に気持ちが落ち込んで，人から支えてもらうことが必要な人がいる場合に効果的です。自発性の高いメンバーが多いグループに向いています。

用　意

　用意するものは特にありませんが，誰に，いつ，この活動をしたらいいのか，注意深く観察したり，考えて行動することが必要です。

やりかた

リーダー「さっきＡさんから，今日がお誕生日だということを聞きました。本当におめでとうございます」

1．「お誕生日祝いに，ほめ言葉のシャワーを贈りたいと思います。シャワーのようにたくさんの人からどんどんほめてもらって温かくなる，という，とても気持ちのよい贈り物です」

2．「まず私から，いきます」（リーダーはＡさんの前に立ち，たとえば次のようにほめます）

3. 「Aさんは，いつも，とてもセンスのよい，きちんとした身なりをしておられて，すばらしいと思います」
4. 「次の人，お願いします」（その人にAさんの前まで行ってもらいます）
5. メンバー「Aさんは，いつもみんなでお茶を飲んだ後，お茶碗をちゃんと洗ってくれて，気配りのある人だと思っていました」（拍手）
6. できるだけ間を置かず，どんどんほめていくのがポイントなので，でて来る人がいない場合，リーダーがもう一度他のことでAさんをほめてもいいです。
7. ある程度ほめられたら，終わります。

配慮すること

　メンバーがSSTに慣れてくると，人のよいところを見つけるのがとても上手になり，ほめ上手になります。ほめ慣れていない場合，グループの雰囲気が固くなり，かえって逆効果になりかねませんので，気をつけましょう。多くの場合，地域の事業所の利用者などはよく仲間を見ており，ほめ言葉がたくさんでてきます。

展開のために

　お誕生日のときなどは，相手にあげたいプレゼントを想像して，相手にイメージで手渡しながらほめることもできます。たとえば，次のように相手をほめながら，イメージのプレゼントをあげます。
　「Aさんは，とてもほっそりとしたきれいな指の持ち主なので，この真珠の指輪をプレゼントします」くわしくは，次のページを見てください。

32

すてきなプレゼント

ねらい

　イメージで相手に贈りたい，すてきなプレゼントを相手にメッセージと共に手渡します。グループメンバーの間に，温かい気持ちが通います。自発性や創造性も高まってきます。誕生日を迎える人がいればその人にでもいいですし，グループメンバーがみんなで誰かにプレゼントをあげるというのでもいいでしょう。

用　意

　何もなくてもできます。始めるとき，その月にお誕生日がくる人がいればとても自然に始められますので，ちょっと記録などで調べておくのもいいでしょう。

やりかた

　リーダー「今月はＡさんのお誕生日がきますね。私から，すばらしいイメージのプレゼントを差し上げたいと思います」と，リーダーはＡさんの所に近づいていき「真っ赤なバラの花，50本を花束にしてもらいました。とてもいい匂いです。どうぞ」と，花束を渡すジェスチャーをします。

Aさん「どうも，ありがとう」と，受け取ります。(拍手)
1. 「Aさん，今度はあなたが，誰かにすてきなプレゼントをあげてみましょうか」
2. Aさんは，Bさんの所にいき，イメージのプレゼントを渡します。
3. 「Aさん，それじゃあ，Bさんの椅子にかけてください。Bさんは，お立ちください。今度はBさんが，誰かにすてきなプレゼントをあげてみましょうか」と，続けます。

配慮すること

　グループが大きければ，自分の番を待っている人の不安が高くなります。それを防ぐためにリーダーは，「まだもらっていない人は，誰と誰でしょうか？」と聞き，「もう少々，お待ちくださいね」などと言うといいでしょう。
　何をプレゼントしていいのか思いつかないで，立ち往生してしまうような人には，リーダーがそばに立ち，ヒントをあげるといいでしょう。「ネックレスはどう？」とか「温泉への招待状は？」など。

⊱ エピソード ⊰

　1本のタオルをプレゼントに見立てて，自分の隣りの人にすてきなプレゼントを考えて贈るというのを，ルーテル学院大学の学生SST研究会のメンバーたちが考えてやっていました。細く折って「折り畳みの傘です」とか，広げて「お振り袖です」とか，楽しそうでした。若い人の発想の豊かさを楽しみました。

33

あなたが先生

ねらい

メンバーがかつての生活の中で，たびたびやっていたこと，なじみのある活動，または得意な動きをみんなに教えてあげます。それによって，みなはそのメンバーをよく知ることになりますし，メンバー本人は，人に「教える」という役割をとることができ，昔，なじんだ体験をみんなで再体験することができます。

用　意

白板を用意します。

やりかた

リーダー「みなさん，それぞれ昔，こんなことが得意だったとか，こんな仕事をしたので，よくこんな風に体を動かしたものだ，ということがあると思います。たとえば，小川で魚釣りをした，田圃で草取りをした，浴衣を縫うのが得意だったとか，どうでしょうか？　スキーをした，漬物をつけるために大根を洗った，お餅をついた，子守をしたとかは，みんな体を動かして，働いたり，遊んだりする活動です。他の人に，自分は昔どんなことをしたか，どう体を動かしたか，教えていただけませんか？」

1.「まず，みなさんがよくやった仕事や遊び，自分が得意だったことを

教えてくれませんか？　それを白板に書いてみましょう。どうでしょう，Ａさんは？」たとえばＡさんは“よくやったのは雑巾を作ったことです”と答えます。

2. 「そうですか，雑巾を作るのにどんな風に体を動かしましたか？　それを他のメンバーに教えていただきたいと思います。Ａさんに先生になってもらって，みんなでその通り，体を動かしてみましょう」

3. 「ではＡさん，雑巾づくりをやってみましょう」と，リーダーはＡさんのそばに立ちます。Ａさんはリーダーに助けられて，はじめに布を広げたり，針に糸を通し，ゆっくり縫い物をする様子をジェスチャーで示します。そうするとリーダーは，「Ａさんにお雑巾作りを習いましょう」と言い，みんなにＡさんのまねをしてもらいます。布を広げたり，針に糸を通したり，縫ったりする様子をみなにもその通りやってもらいます。

4. 「次に，誰か自分の得意だったことを教えていただけますか？」と促し，同じようにその人の動作をみながまねをします。リーダーはその間に，質問したり，説明を加えたりして，みながその人からよく教えてもらえるように助けます。

5. 全員にまわったら終わりですが，もし人数が多くて時間がない場合には，何回かに分けてすることにし，「今日はこれで終わりますが，また，次に残りの方に教えていただきますね」と言っておきます。

配慮すること

仕事でなくとも，パチンコとか干柿づくり，スキーとかもいいでしょう。メンバーが高齢者であれば，若いリーダーは昔の生活を知らないので，ヒントを出しにくいかもしれません。あらかじめ年配のスタッフからアイデアをもらっておくといいでしょう。

　　　　　　　　　　　　🕊 エピソード 🕊　　　　　　　　　　　
　　この方法は，元ルーテル学院大学教授で日本心理劇学会会長
　だった増野肇先生から教えていただきました。

似たとこ探し

ねらい

　ペアになって, 互いに質問しながら, 相手の人と自分との共通点を探します。
　グループの中で, 日頃あまり親しく話したことのない相手と話すきっかけになりますし, 似ているところはないと思っていても, 話してみれば, 意外に共通点を多く見つけることができて, 自分の考えを改めるきっかけになります。

用　意

白板がほしいです。

やりかた

リーダー「人は見かけによらないという言葉がありますが, 今日は, 話はしてみるものだ, という経験をしてみましょう。"似たとこ探し"というウォーミングアップです」

1. 「まず, ペアを作ります。なるべく, 日頃あまり話をしたことがない人, 自分とはあまり共通点がないかも, と思われる人を選んでみてください」

2．「お互いに相手に質問をしたり，自分のことを話したりして，できる
　　だけ共通点を探してみてください。どんな食べものが好きか，ファッ
　　ションの話，車，スポーツ，その他の趣味，出身地，好きな女性や男
　　性のタイプ，家族，住まい，休日の過ごし方，将来の希望，いろいろ
　　ありますね。白板に書きましょうか？」必要ならば書きます。
3．「それでは，お話を始めてください」
4．リーダーとコリーダーは，みんなが目的に沿った話を展開し，似たと
　　ころをたくさん見つけることができるように，注意深く観察し，また
　　援助的に介入します。
5．「お話がとてもはずんでいるようですね。では，それぞれどんな似た
　　ところがあったのか，ペアごとに発表していただけますか？」
6．発表してもらう。（拍手）
7．「どのペアが一番多く，似たところを探せたことになりますか？　A
　　さんとBさんのペアでしょうか。ではみなさん，AさんとBさんに改
　　めて，盛大な拍手をお願いします」
8．「どうでしょう。AさんとBさんに感想を言ってもらいましょうか。
　　お2人で話してみての感想はどうですか？」話してもらいます。

配慮すること

　ペアの作り方が大事になってきますので，組み合わせに注意を払ってくだ
さい。必要ならば，リーダーやコリーダーも，当事者の話し相手になってあ
げてください。

MEMO

ウォーミングアップ活動のアイデアを書きとめておきましょう。

話をする練習のための活動

35

ひとこと添えて自己紹介

ねらい

　自己紹介にひとこと添えて話をふくらませる練習になります。みんなの話を聴くことによって，グループのメンバーをよりよく理解する助けになります。

用　意

　ひとことのテーマを大きく読みやすく書いたカードを用意します。ひとことのテーマの例を下にあげておきました。

　　　「私がおいしいと思うものは」「私が一番好きな色は」

　　　「私がもちたいと思うものは」「私が応援している野球チームは」

　　　「私が今食べたいものは」　　「私が見ているテレビ番組は」

　　　「私の出身地は」　　　　　　「私の星座は」

　　　「私の好きな言葉は」　　　　「私の好きな国は」

　　　「私が今一番ほしいものは」　「私の好きな歌手は」

　　　「私がもう一度行きたい所は」「私がもう一度見たい映画は」

　　　「私の好きなスポーツは」　　「マイブーム(今一番凝っているもの)は」

　　　「私の宗教は」　　　　　　　「私の血液型は」

　　　「私の干支（えと）は」　　　「私のよいところは」

　　　「私の好きな花は」　　　　　「私が疲れた時にすることは」

やりかた

リーダー「今日の自己紹介には，もうひとこと添えてみましょうか？　お互いをもっと理解する助けになると思います」

1. 「では，どんなことを話したらいいのか，テーマを書いたカードがここにあります。好きなカードを選んでください」リーダーはメンバーの数よりも少し多い枚数のカードを，近くのテーブルやゆかにならべて，それぞれのメンバーに選んでもらいます。

2. 「それでは，名前の後に，カードのテーマについてひとこと，話してみましょう。私からやってみます。話について質問があれば，質問してください」

3. 「わたしの名前は前田ケイです。私が疲れたときには音楽を聴きます」

4. コリーダー「どんな音楽を聴くのですか？」

5. リーダー「そうですね。ショパンなどのクラシックです」

6. 「では，次は誰が話してくれますか？　はい，ではＡさん，お願いします」と続けます。

36

話して他己紹介

ねらい

　相手の話を聞いてグループにその人を紹介してあげるものですが，１対１で話をして，他のメンバーと親しくなれるようにします。必要なことを質問して，相手の話を聞く練習や，みんなの前でまとまった話をする練習になります。

用　意

白板を用意しておきます。

やりかた

リーダー「同じグループの人ともっと知り合いになれるように，今日は自己紹介でなく，他己紹介というのをやってみましょう。自分でなく，他人を紹介するので，自己紹介をもじって，他己紹介というようです」

1．「まず，はじめに２人ずつ，組になってくれませんか？」組を作ります。
2．「お互いに相手を紹介できるように，質問したり，話をよく聞きましょう。質問項目をきめておきましょうか？　紹介するには，どんなことを聞いたらいいでしょうね」（趣味とか，仲のよい友達のこと，買いたいもの，好きな音楽などメンバーの意見をもらいます）

3.「では, 始めてください。1人が1分ちょっと, 自分のことを話すとして, 全体で3分くらいお互いに話しましょう」リーダーは, 全体の話の進み具合を観察して, 必要であれば, 4分か5分してから, 終わりの合図をします。リーダーとコリーダーは, 話がうまくいっていないグループがあれば, 助けます。

4.「あと, 1分で終わります」

5.「それでは, とても話がはずんでいたAさんとBさんのグループから, お願いします」

配慮すること

適切な相手と組めるように気を配りましょう。コリーダーが組んだほうがいい人があれば, はじめから考えておいて, リーダーだけで全体を見ます。

展開のために

SST に慣れてきたら「運動会の思い出」などをテーマにして相手の話を聞き, それをメンバーに紹介するというのもいいでしょう。そのときは, 様子を見て, 時間をもう少したくさんとるようにするといいですね。

37

ほめて他己紹介

ねらい

メンバー同士が人のよいところをみつけるという目的を持って話し合い，楽しい気持ちで親しくなる機会を作るためです。

用　意

特にありません。

やりかた

リーダー「今日はメンバー同士がお互いのよいところを知るように，ほめて他己紹介というのをやってはどうか，と思います。もう少し知り合いになれるように，相手の人と話をしてみる時間をとりたいと思います」

1. 「それでは，二人ずつの組を作りましょうか？」
2. 「お二人で，それぞれ，お互いに自分の得意なことなどを中心に自己紹介をして，相手の話をよく聞いてください。そして，相手のよいところ，すばらしいところを見つけてください」
3. 「後で，グループのみなさんに，みなさんの相手の人を紹介してもらいますが，そのときに，その人のよいところを，ぜひ聞かせてください」

4. 「それでは，お話ししてください」リーダーとコリーダーは，それぞれの話が円滑に展開するように，声をかけ，コミュニケーションを媒介します。
5. 「お話がはずんでいるようですね」「はい，ではまず私から始めます」モデリングを見せます。
6. リーダーは，短く，コリーダーの紹介をし，よいところをほめます。
7. 「では，次は，どなたがしてくれますか？　はい，ではよろしくお願いします」

配慮すること

　リーダーは二人組の話が目的にそって行われているかどうかをモニターし，「いいところがみつかりましたか？」などと確かめながら，声かけをしていくことが大事です。

∞ エピソード ∞

　このような機会がなければ知らなかった，と思うことがたくさんあります。ある統合失調症の青年がかつて無線で各地の人と交信していたことを知って，びっくりして喜んだことがあります。彼はいま週四日働いて，休日には音楽会に行ったりして生活を楽しんでいます。

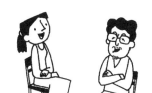

38

私の好きな色

ねらい

　自分の好きな色とその色で何を連想するかをグループのみんなに話すことによって，自己表現の機会にします。やさしい活動ですが，複雑なことも話せるので，メンバー間に能力差があっても，みんなで参加できます。

用　意

模様なしのいろいろな色の紙。

やりかた

リーダー：「おはようございます。みなさんの服装を見ると，いろいろな
　　　　　色がありますね」
1．紙をフロアーや椅子の上などに置きます。「ここにも，いろいろな色
　　があります。ご自分の好きな色をとってみてくださいませんか」メン
　　バーにとってもらう。
2．「その好きな色から，みなさんが何を連想するか，教えてください」
3．「では，私から最初に言います。（紙を見せながら）私は緑が好きです。
　　この色を見ると若葉の素敵な5月を連想します。では，どなたが次に
　　言ってくれますか？」

4.「はい，Ａさん，どうぞお願いします」

配慮すること

　リーダーが最初にお手本（モデル）として発言します。短く，やさしいことを言い，発言能力の低いメンバーにとってやりやすいように配慮します。

展開のために

　カードなしでやってもいいです。また，「私の好きな花」「鍋物」「映画」「タレント」などについて話をするだけ，というのでもいいでしょう。
　話をするときに，メンバーが心がけるよいコミュニケーションのためのポイント，たとえば「おおきな声で話す」などをみんなに伝えてから，発言するように指示してもいいでしょう。SSTらしい練習になります。

よいコミュニケーション

1. 視線を合わせる
2. 手を使って表現する
3. 身をのり出して話をする
4. はっきりとおおきな声で
5. 明るい表情
6. 話の内容が適切

私の好きな食べものは？

ねらい

　いろいろ質問して，その人の好きな食べものを当てるゲームなので，質問する練習になります。仲間に自分を知ってもらうチャンスになります。また，推理するおもしろさがあります。

用　意

白板があると助けになります。

やりかた

リーダー「今日は誰がどんな食べものが好きか，いろいろ質問をして当ててみるということをしてみましょう。ただし，質問は，はい，いいえで答えられるものにしてください」と，リーダーはみんなの顔を見ながら発言を続けます。

1. 「私の好きな食べものがあります。みなさんに当ててもらいたいのです。質問をしてください。私は短く答えますので，だれか，考えついた人はその食べものの名前を言ってくださいね」

2. コリーダー「それは肉類ですか？」
　　リーダー　「はい。それも入ってます」

コリーダー「野菜も入ってますか？」

リーダー　「はい」

メンバー　「煮込むものですか？」

リーダー　「はい」

メンバー　「スキヤキ？」

リーダー　「いいえ」

コリーダー「それは，辛い味ですか？」

リーダー　「はい」

メンバー　「ご飯と一緒に食べますか？」

リーダー　「はい。普通はそうです」

メンバー　「わかった！　カレーライスでしょう」

リーダー　「はい！」（拍手）

3.「すぐ当たりましたね。では，誰か次に，自分の好きな食べものを当ててもらう人になってくれますか？」と，同じように続けていきます。二，三人やって終わります。

配慮すること

　メンバーのなじみのあるメニューを考えること。リーダーが最初に言うとき，入院の患者さんであれば，病院のメニューから選ぶのがいいでしょう。メンバーの能力によっては，みんなが質問できるように，前もって，リーダーが質問の仕方を白板に書くなど配慮しましょう。たとえば「熱くして食べるものか」「汁ものか」「甘いものか」などです。

展開のために

　デイケアの利用者などは同じやり方で，「自分の趣味を当てるゲーム」をして楽しむことができます。

40

テーマでひとこと

ねらい

　与えられたテーマに応じて，柔軟な発想をし，即興的に自分の考えをまとめて，人に伝えるよい練習です。

用　意

　道具などは特にありませんが，リーダーは，季節やグループの状態に応じてもっともふさわしい話題を考えておくことが大事です。

やりかた

リーダー「今日はもうすっかり暖かくなってきましたので，春と言えば
　　　　何を思い出すか，何を思い浮かべるか，ひとこと短く話をしてから，
　　　　SST の練習に入りましょうか」

1.「では，私からいきます。春と言えば，雪国育ちの私は，長い冬の後に，
　はじめて雪が解けて黒土を見たときの嬉しさを思い出します」と，モ
　デリングをする。もちろん，メンバーの能力に応じて，もっと簡単な
　話でもいい。(例：「春と言えば，桜を思い出します」)

2.「では，次はどなたが話してくれますか？」特にない場合には，リーダーの隣りからでもいいでしょうが，よく見ていて，話をしてくれる用意がある様子を見せている人から，話してもらうのがいいです。（例：「Aさん，目が合ってしまいましたね。話してくれますか？　では，どうぞ」）

配慮すること

　メンバーにとって，話しやすい，しかも，新鮮な話題，思いがけない話題などを提供できるように心がけましょう。もちろん，メンバーから話題をつのってもいいです。

展開のために

　話題を書いてあるカードをいろいろ用意しておいて，それをくじ引きのようにメンバーの代表に引いてもらって，そのテーマでとにかく思いつくことを話すと，いろいろな話題について，自己表現する機会を設けることができます。

ꕥ エピソード ꕔ

　東京都立中部総合精神保健福祉センターの SST のグループでこの活動をし，「靴」とか「ラーメン」「紅白歌合戦」などという話題で，とてもおもしろい発言があって，みんなで，大笑いをしたり，感心したことを思い出します。

41

夏の思い出

ねらい

　思い出を言葉にしてみて，みんなの前で話をする練習です。誰にでもありそうな思い出を分かち合えます。人の話を聞きながら自分の思い出を重ねて，心が動きます。夏の始めに実行するなど，季節感が大事です。

用　意

　入院中の患者さんのグループには，手にしやすい厚手の紙（たとえばＢ５の半分の大きさ）を用意し，夏に関係する言葉をマジックなどで書いておきます。違う色で縁取りをするときれいでしょう。「花火」「夏休み」「お盆」「虫とり」「帰省」「宿題」「スイカ」「ゆかた」「旅行」「海」「山」「そうめん」「お祭り」「キャンプ」「湖」「森」などの言葉を参考にしてください。
　白板もあると便利です。

やりかた

リーダー「そろそろ，夏ですね。みなさんがもっている夏の思い出をぜひ，
　　　　　紹介していただきたいと思います」
1.「ここに夏にちなんだ，いろいろな言葉を書いたカードがあります。
　　床におきますので，好きなカードをひろってください」あるいは，「ホ

　ワイトボードを見てください」
2．リーダーとコリーダーはカードを床に広げます。
3．「では，みなさん，好きなカードをとってください」（同じカードをひ
　　ろいたかった人は，隣同士に座ってもらいます）
4．「全員の方が，選びましたね。では，私もこれをひろいましたので，
　　お話しさせていただきます。私はスイカを選びました。私は果物のな
　　かでもスイカがとても好きです。夏の暑いときに，冷たくて甘いスイ
　　カを食べると，とてもしあわせな気分になります」と，リーダーはモ
　　デリングをします。
5．「では，次に誰が思い出を話してくれますか？」
6．「はい，Aさんの手が真っ先にあがりましたね。よろしくお願いします」

展開のために

　もちろん，秋でも冬でも季節を変えてできる活動ですし，テーマを変えて
工夫してください。
　地域施設の利用者には，自由にどんどん話したい思い出のテーマを発言し
てもらい，ホワイトボードに書いていきましょう。メンバーは，その中から
自分の話したいテーマを選びます。できるだけ自発的に話したいメンバーか
ら先に話してもらいます。

···················· ๛ エピソード ๛ ····················

　　慈雲堂内科病院の古川看護師さんが，急性期の患者さんのグ
　ループでこの活動をしたときは，カードをトランプのように引
　いてもらって，手元にきたテーマで，即興に思い出を話しても
　らいました。活発な発言と内容のまとまりのよさは，慢性の患
　者さんと際立って違うのが印象的でした。リーダーのモデリン
　グもいらなかったです。

42

山手線ゲーム

ねらい

　自分にとって特別な思い出のある駅について，その思い出を話してもらいます。

　いろいろな人の体験や思いがわかっておもしろいものです。山手線は東京の人にとってなじみのある JR の環状線です。山手線にあるいろいろな駅を取り上げるので，「山手線ゲーム」という名前にしましたが，もちろん，それぞれの地方で，なじみのあるバスや電車の路線の駅をとりあげるといいでしょう。

　地域で暮らしているデイケアなどの利用者に向いています。

用　意

　山手線の環状路線での駅名をすべて書き出した絵図を用意します。壁に貼ります。なければ，メンバーに沿線の駅名をどんどんあげてもらい，ホワイトボードに書いていってもいいでしょう。

やりかた

　リーダー「今日は，こんな地図をもってきました。たくさん駅がありますが，この中に，みなさんにとって，特に思い出が深い駅はないですか。

もし，どれか一つ，思い出のある駅とか，好きな駅とかを選ぶとすると，みなさんはどの駅を選ぶでしょうか？　どれか一つを選んで，その駅についての思い出をみんなに教えてくれませんか？」話を聞きながら，メンバーは，絵図を眺めていることでしょう。

1. 「ではまず私から始めます」リーダーは一番先に話します。お手本を示します。（例：「私は渋谷駅に思い出があります。渋谷駅には忠犬ハチ公の銅像があって，とてもわかりやすいので，学生時代には同じ故郷から上京してきた友人とよく待ち合わせをして，映画を見たり，買い物をしました」）

2. 「はい，次は，誰が話してくれますか？　じゃあ，Aさんお願いします」

配慮すること

計画するとき，メンバーの顔を思い浮かべて，だいたいのメンバーが参加できるという予測が立ったら，実行してください。

--------------------- ✄ エピソード ✄ ---------------------

　このウォーミングアップ活動は東京都立中部総合精神保健福祉センターでSSTのリーダをしていた正田久子さんから教えてもらいました。自分の思い出の駅の話をしているセンターのメンバーたちは，生き生きしていて，どの話も興味深く，私は思わず，「ああ，人生ってドラマだなあ」と心の中で深く思ってしまいました。

43

1枚の写真

ねらい

　自分の持っている昔の写真を1枚選んで持ってきてもらいます。それをグループのみんなに紹介します。自分のことを知ってもらい，他の人のこともわかっておもしろいものです。人間関係がもっと深くなるでしょう。

用　意

　メンバーもリーダーもみんなに紹介したい写真を1枚もってきます。誰の写真か，わからないようにして集め，それを大きな紙に両面テープで貼り付けます。その紙をポスターのように壁に貼って，みんなで眺めます。ホワイトボードにマグネットでおさえて並べてもいいかもしれません。小さいマグネットがたくさんほしいですね。

やりかた

リーダー「すばらしい写真がいっぱい，集まりましたね。どれが誰か，わかりますか？」

1．しばらく，自由にメンバー同士が話し合うのを聞いています。

2．「それじゃあ，みんなで順番に当てていきましょうか。まず，この一番上にあるのは，誰でしょうね」みんなで，わいわい，がやがや，A

さんときまりました。

3.「当たりましたか。それじゃ，Ａさん，この写真について，説明して
　　ください」一人ずつ，説明が終わったら，拍手。

配慮すること

　全員が写真を持ってこられるとは限りませんし，見せたくない人もいるか
もしれませんので，前の週に提案するときは注意してください。みんなが抵
抗なく写真を持ってこられるときに実行すると楽しい活動になります。もち
ろん，パスの人がいても，グループの中で，疎外感を持たないですむという
予想が立つのなら，この活動をしてもかまいません。

展開のために

　実際の写真がなくとも，自分が好きな自分の写真を心の中で思い浮かべ，
それについて，みんなに説明してもいいでしょう。

　サイコドラマでよくやるように，みんなに協力してもらって，実際の景色
をみんなで作ってみるのも興味深いです。メンバーが，雲になったり山になっ
たり，木になったり，波になったりして，写真の背景をつくります。

　グループ全体が一つになるよい活動ですが，ある程度会場が広くないとお
もしろい動きができにくいので気をつけましょう。

44

桜のある風景

ねらい

　自分にとって懐かしい「桜のある風景」について話し合います。自分の気持ちを表現したり，人を理解する機会となります。日本の桜の風景といっても，いろいろな状況や景色があることがわかります。そして，メンバー一人ひとりの思いがわかって，互いの理解が深まります。

用　意

　カレンダーやポスターの桜の風景や，日本全国の桜の絵はがきなどをメンバーに見せてあげてから話をはじめると，スムーズにいくでしょう。

やりかた

リーダー「みなさん，このきれいな景色を見てください」

1．「私たち日本人にとって桜の咲いている景色は，なんといってもいいものですね」
2．「みなさん，一人ずつ，桜と言えばあの景色だ，と思われる思い出があると思います。今日は，その思い出を他の方に教えていただけますか？」
3．「では，ちょっと，目を閉じてください」

4．みんなが目を閉じ，落ち着いているのを確かめたら「桜が咲いています。今，桜が満開です」と，ゆっくり言います。
5．１分間くらい待った後，ゆっくり目を開けてもらいます。
6．二人ずつ，組になってもらい，自分の懐かしい桜のある風景について，話し合ってもらいます。
7．それから，誰かに全体にむかってその思い出について話をしてもらってもいいでしょうし，一人ずつ話をしてもいいでしょう。

配慮すること

　ペアによっては，リーダーの助けが必要な場合があるので，みんながどのように話し合っているかに，注意をしていましょう。

展開のために

　３月とか４月とか，桜が身近に感じられる季節に向いた活動です。冬が近ければ，「私の冬景色」でもいいでしょう。季節に関係なく「海の見える景色」や「田圃の見える景色」「お城の見える風景」などもおもしろいかもしれません。その地方やメンバーの経験に合わせて，テーマを選んでください。

～ エピソード ～

　桜が満開の４月，お母さんと入学式に行った日のことをポツポツと話してくれたメンバーがいました。その目の輝きに私たちも感動して，小学校１年生の頃のメンバーを楽しく想像することができました。

45

どこでもドア

ねらい

　自由なイメージを働かせて，どこにでも行きたいところに行ってみます。
ドラえもんの世界を知っている人ならなじみ深い世界です。
　病気のために，あるいは環境の制約のために，想像力や自発性が落ちてい
る患者さんのために，できるだけ楽しく想像力を伸ばしてもらうことがねら
いです。

用　意

特にありません。

やりかた

リーダー「みなさん，ドラえもんの，"どこでもドア"を知っていますよね？
　　　　（知らない人に，ちょっと説明します）アニメ（漫画）で人気者の
　　　　ドラえもんが，魔法のポケットから出してくるドアで，それを開けた
　　　　ら，その向こうは自分の行きたいところ，というわけです。どこにで
　　　　も行けるので，『どこでもドア』です」
1.「じゃあ，はい，ここに，ドアがあります。さあ，これを開けて，ど
　　こでも自分が行ってみたいところに行ってみましょう」

2．「行きたいところを思いついた人は，ここにきて，ドアを開けてくれますか？」

3．コリーダー「私が行ってみます。わあ！　京都だ。静かなお寺のお庭がすばらしいわ。ちょうど紅葉のきれいな時でよかった‼」（拍手）

4．「すばらしかったですね。では，次の方どうぞ」メンバーをうながす。（次の人の例：「あ，ハワイの海だ。青いなあ。泳いでみようか」）希望者が全員やり終えたら「はい，どうもありがとう。いろいろなところに行けて楽しかったですね」

配慮すること

　思いつかない人には，ヒントをあげます。昔よく遊んだ野原とか，東京に行く汽車の中とか，よく泳ぎに行った海とか，連絡船とか，行ってみたい温泉とか，いろいろ考えられます。

・・・・・・・・・・・・・・・・　🕮 エピソード 🕮　・・・・・・・・・・・・・・・・

　これは，元日本心理劇学会の会長，増野肇先生から教えていただきました。先生はこの技法を，サイコドラマの中でよく使っておられます。SST のねらいはサイコドラマとは違いますが，同じことをウォーミングアップ活動として用い，メンバーの自発性や創造性を引き出し，みんなでイメージを楽しむことができます。

46

わが家の紹介

ねらい

　自分のうちの様子を，自分が伝えたいことだけ伝えます。情報をまとめる練習になります。また，他の人のことを知るよい機会になり，メンバー相互の理解を深めます。

用　意

特にありません。

やりかた

リーダー「今日は，お互いに自分の家のことで，人に教えてもいいな，と思うことだけを選んで，他の人に伝えてみましょう。わが家の紹介というわけです」

1.「自分のことを人に伝えるということを自己開示と言いますが，人と話をするときには適切な自己開示が大事です。あまりよく知らない人に自分のことを言い過ぎるのは，過大な自己開示と言います。適切な自己開示の練習をしてみましょう。言いたくないことは，いっさい，言わなくてもいいのですよ。何も言いたくない人はパスと言ってください」

2. 「では，私から言ってみます（モデリングをします）。うちは4人家族ですが，みんなからとてもかわいがられている猫が1匹います。雌猫で，ミーコという平凡な名前がついています。頭がとても良くて，呼ぶと返事をします」

3. 「では，誰が次に言ってくれますか？　では，お願いします」次々に発表してもらいます。

配慮すること

　自分の家について，どんなことが紹介できるかのヒントが必要であれば，はじめにあげておくといいでしょう。たとえば，地理的な説明（どこにあるか），先祖の出身地，自分が信頼している家族の誰かのこと，自分の家や部屋の場所，自分の家で好きな場所，家族的な行事，家族が大切にしているものなどです。

………………… ▷◁ **エピソード** ▷◁ …………………
　この活動は故宮内勝先生が，東大病院デイホスピタルの責任者として働いておられたころ，私に教えて下さったことをヒントにしています。東大デイホスピタルでの実践は，日本中にSST を普及させる大きな力になりました。
…………………………………………………………………

47

お国自慢・わが家の自慢

ねらい

　自分が話しやすい内容，話し手も話しながらいろいろ思い出してなつかしい内容の話になる可能性があります。いろいろ質問を受けるともっといいでしょう。

用　意

　特にありません。人数が多い場合には日本地図などを用意するとわかりやすいでしょう。

やりかた

　リーダー「今日は，お国自慢，わが家の自慢をテーマに，ちょっとひとこと話してみましょうか。わが家の自慢については家でつくる漬物やお味噌，家の宝などの話でもいいですよ。では私からやってみます」

　1．「私はお国自慢をします。私は札幌の出身です。６月の東京は梅雨ですが，札幌は梅雨がなく，からっとしたとてもさわやかな季節です。６月の札幌は緑がきれい，どこの家もライラックなどの花いっぱいという感じのすてきな街です」

　2．「では，次はどなたがお国自慢・わが家の自慢をしてくれますか？」

3．Aさん「私は千葉県の出身です。家の近くには潮干狩ができる海岸が
　　あります。小さいときはよく家族でいって，あさりをたくさん，とり
　　ました。お味噌汁を作ったり，あさりご飯を作ってもらったりしまし
　　たが，あさりご飯はおいしいんですよ」（拍手）

4．リーダー「誰か質問はありませんか？」
　　Bさん「朝，何時頃から行くんですか？」
　　Aさん「お昼が一番海の潮がひくんですよ。潮まわりがいいって言う
　　んですが。だから出かけるのは 10 時頃です」

5．Bさん「私はわが家の自慢をします。うちにはペットのウサギがいま
　　す。最初の名前は黒いからクロベーでしたが，それでは，あまりにも
　　単純すぎるということで，わたしが国語の宿題から思いついて，源氏
　　物語の登場人物，常夏（とこなつ）という名前に変えました。みんな
　　でトコチャンと呼んでいますが，わが家の教養を示しているところが
　　自慢です」（拍手）

6．Cさん「そのウサギ，買ってきたんですか？」
　　Aさん「はい，買ってきたんですが，父の友人の世語だったので安く
　　買いました」

7．続けていきます。

48

一番大事なものは

ねらい

　自分が一番大事にしている宝物と言ってもよいものについて人に話します。メンバーが互いを知り合うよい機会になります。

用　意

特にありません。

やりかた

リーダー「みなさん，それぞれ，とても大事にしているものがあると思います。それについて発表してくれませんか？　お互いを知る，とてもよい機会になると思います。今大事にしているものだけでなく，小さいときに大事にしていたものの話でもいいですよ」

1. 「では，まず二人ずつ組になって，互いに相手に自分の大事にしているものの話を聞いてもらいましょう。一人で３分，二人で６分の時間内にまとめて下さい。その後で，グループのみなさん全体に発表してもらうことにしましょう」ペアで互いに話をする。リーダーは，話がテーマにそって展開しているかどうかを確かめます。

2. 「とても話がはずんでいますが，ごめんなさい，６分たちました。

ちょっときりあげて，全体に話をしてもらいましょうか」と，リーダーは話を全体に戻します。

3．「ではコリーダーのWさんから話してもらいましょう」

4．W「うちでは犬を飼っています。2年半になりますが，なでてやるとよろこんで，尾をふるのでかわいいです。今のところ，私の一番大事なものです」（拍手）

5．「では，次はどなたにお願いしましょうか？　Wさんの相手だったAさん，お願いしてよいでしょうか？　ではどうぞ」

6．一人ずつ話をしてもらいます。

配慮すること

　ペアで話をしているとき，リーダーはメンバーの話を注意深く聞き，後から発表できるように必要な助言をします。上の例はデイケアのメンバーです。入院しているメンバーで発言しにくい人には「昔大切にしていたもの」でもいいでしょう。

・・・・・・・・・・・・・・ 🕮 エピソード ∽ ・・・・・・・・・・・・・・

　子どものときに大事にしていたものを発表してくれた高齢の女性入院患者さんがいました。お父さんに買ってもらったキューピーさんです。その方は自分が作った「お目めぱっちりキューピーさん」という詩まで暗誦で発表してくれ，みんな感動しました。それでSSTのグループが終わりを迎えた時，ひとりずつ賞状をもらいましたが，この方の賞状は「キューピーさんで賞」でした。

49

どっちが本当？

ねらい

　人の話すのを注意深く聞きます。その人は二つのことを言いますが，一つは本当にあったことで，あとの一つはうそです。話を聞いて，どっちが本当かを当てます。

　ありそうもないことが本当だったり，本当だと思うことがうそだったり，意外性があっておもしろく，メンバーの生活のいろいろな面がわかって興味が湧きます。

用　意

　特にありませんが，白板があると便利でしょう。

やりかた

　リーダー「今日は，"どっちが本当？"というウォーミングアップをやってみましょうか。これは，人の話をよく聞くという練習になります」

　1．「まず，試しに私の話を聞いてください。これから，二つの話をしますが，そのうちの一つは本当の話で，一つはうそです。どっちが本当か，当ててみてください」

2．「①この間，デパートに行ったとき，80 万円の指輪にみとれてしまいました。②昨日，私はぎっくり腰をおこしそうになってしまいました」
3．「さあ，どっちが本当でしょう」
4．メンバー「えーと，最初の話です」
5．「残念ながら，それはうそでした。はじめから買えそうもないので，指輪売場には近づいたこともないんです。でも，それが本当だと思ってくれて，よかったです。本当の話はぎっくり腰の方でした」
6．「それは大変でしたね。それじゃあ，次は誰が二つの話をしてくれますか？」

配慮すること

どんな話がいいのか，もう少しはじめに説明が必要ならば，白板に最近あったこと，自分の趣味の話，友人の話，学生時代とか若いときの経験など，ヒントを書いておくといいでしょう。

展開のために

たくさん話がでてくるメンバーが多いデイケアなどのグループでは，三つの話をして二つが本当のこと，一つはうそということにしてもおもしろいでしょう。一つしか言えない人がいるときは，うそか本当かという進め方でもよいと思います。

50

1分間スピーチ

ねらい

　自由なテーマでまとまった話をみんなの前でするには，かなりの勇気と能力が必要です。チャレンジできて，ほめてもらえると，達成感が得られます。地域で暮らしている利用者向きの活動です。

用　意

時計など。白板もあると便利です。

やりかた

リーダー「これから，1分間のスピーチをしてみましょう。自分の考えをまとめて話すという，とてもいい練習になりますので，おおいに話してください。1分間という長さがわかるように，終わりの20秒前に合図をしますので，終わり方を考えてください。何のテーマでもかまいませんが，はじめに何々について話します，と言ってから，話してくださるようにお願いします」

1.「いきなり話をするのはむずかしいので，まず，二人で組になってもらい，お互いに自分の話したい内容を相手に聞いてもらって準備してから，スピーチをするといいと思います」

2.「テーマの例をあげます。たとえば，余暇時間の使い方についてとか，コンピューター時代についてとか，サッカーについてとか，働くということについてとか，いろいろ考えられます。ちょっと，白板に書いてみましょうか。他に，アイデアがあったら，あげてみてください」

3.「それでは，まず，それぞれテーマをきめて，お互いに相手に聞いてもらってください。どちらが先にしてもいいです」

4.「それでは，スピーチの用意ができた人からお願いします。1分の20秒前に手をあげますので，それを参考にして話をしめくくってください」

配慮すること

　全員が話をする必要はなく，話したい人だけ話す，あるいは宿題で，あらかじめスピーチを考えて来た人だけに話してもらうのもいいでしょう。

展開のために

　話をする様子をビデオでとって，自分の様子をビデオで確かめると，SSTらしい練習になります。だんだん話すことにメンバーが慣れてきたらみんなが選んだテーマ，あるいは自分が話したいテーマで3分間スピーチにチャレンジしましょう。3分間の砂時計などは100円ショップで買うことができます。

51

チャップリン・スピーチ

ねらい

　メンバーが即興的なスピーチをすることによって，自発性や創造性を引きだすことができます。「患者」とか「利用者」とかいう，固定した役割にとらわれず，メンバーの生活の中でのいろいろな思いや経験を聞くことができ，相互理解が深まります。

用　意

　人数分の小さな紙とボールペンなど。

やりかた

リーダー「今日は“チャップリン・スピーチ”というのをやってみましょうか。みなさん，映画俳優だったチャーリー・チャップリンという人を知っていますか？　イギリス生まれですが，アメリカに住んで，よい映画をたくさん作りました。今はもう亡くなった人ですね。このチャップリンという人はとても努力家で，どんなテーマでも即興にスピーチができるようにいつも練習していたそうです」

1. 「私たちも練習してみましょう。まず，紙を 1 枚ずつお配りします。その紙にスピーチの題になる言葉を一つ書いてください。たとえば，ラーメンとかリンゴ，ペットなど，なんでもいいです」リーダーとコリーダーはみんなに紙とボールペンを配ります。

2. みんなが書き終えた頃をみはからって，紙を集めます。集めた紙をまぜて，誰の書いたものかが，わからないようにします。リーダーは紙を裏返しにして手に持ち，それぞれのメンバーに好きな紙を引いてもらいます。

3. 「ではみなさん，どんなテーマが手元にありますか？　そのテーマについて，ひとことスピーチをお願いします」

4. 「まず，私から話します。私のテーマはラーメンです。私はラーメンにバターを入れたものが大好きです。お店に行ったときには，50 円払って，バターをトッピングしてもらいます。みなさんもやってみてください」（拍手）

5. 「次は誰のスピーチでしょうか？」と続けます。

∞ エピソード ∞

　これは東京都立中部総合精神保健福祉センターの作業部門でSST を始めた頃のことです。当時，担当スタッフの一人だった平川千鶴さんが，話の仕方の本に紹介されていたチャップリンの練習をチームに紹介してくれたのです。

　いつも，新しいウォーミングアップ活動を求めていた私たちは，さっそく SST のグループで試してみました。とても好評だったので，この活動を広く紹介しましたが，これは研究熱心なスタッフのチームがあったればこその秘話です。

52

今だから話せるけど

ねらい

　誰でも失敗談の一つや二つはあるものです。ユーモアのある話ができるとグループも楽しくなるでしょう。自分のことでなくても，人から聞いたおもしろい話でもいいでしょう。地域で暮らしている人たちのグループに向いている活動です。

用　意

　特にありませんが，話題があまり続かないときのために，新聞にのっている笑い話をいくつか紹介できるようにしておくといいでしょう。

やりかた

リーダー「わたしはときどき，人に言えない失敗をすることがあります。たとえば，この前は朝急いで腕に時計をつけてから，はっと気がついたら，もうすでに一つつけていて，２個も時計をつけていくところでした。こんな失敗は普通，人に話していませんが，このグループで，今だから言えました。今日は，今だから言える話がある人に"ちょっと内緒の話"を教えてもらいましょう。人から聞いた話でもいいですよ」

1. コリーダー「はい，私も一つあります。私の友達の話ですが，よく和食の店に行ったら割り箸の袋に『おてもと』って書いてありますよね。その友達はどこに行っても書いてあるので，『おてもと』というのは割り箸を作っている大きな会社だと思ったそうです。あるとき，『おてもと』と書いていない割り箸を出しているレストランで食事をしたら，あまりおいしくなかったので，やはり『おてもと』のような一流のメーカーの割り箸を使っていない二流の店だからだめなんだ，と結論を出したそうです。後から，『おてもと』とは割り箸のことで，メーカーの名前ではないことがわかって，とても恥ずかしかったと言っていました」（笑い）

2. リーダー「おもしろいですね。他に，どうでしょうか？」

3. Aさん「はい，私も和食の店にいって，メニューに『冷奴』と書いてあるのを見て，えっ，この冷たい奴というのは何だ，と思って，友達に，この冷たいヤツって何？　と聞いて大笑いされました。こんな字を書くって知らなかったんですよ」（笑い）

4. リーダー（笑いながら）「漢字って難しいですよね！　次は誰？」と進めていきます。

⋯⋯⋯⋯⋯⋯　🐚 エピソード 🐚　⋯⋯⋯⋯⋯⋯

　長野県で SST に熱心な保健婦さんや地域福祉施設の職員さんと，楽しく夕食をいただいていたときのことです。

　次から次へと自分たちの失敗談が紹介されて，私たちは笑いが止まらなかったので，「こんなウォーミングアップもきっといいよね」と話し合ったのでした。

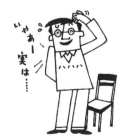

⋯⋯⋯⋯⋯⋯⋯⋯⋯⋯⋯⋯⋯⋯⋯⋯⋯⋯⋯⋯⋯⋯⋯⋯

53

さいころスピーチ

ねらい

　さいころの目の数に従って，あらかじめ話題をきめておきますので，どの話題が自分に当たるかは，運のようなものがあり，ちょっと，スリルがあります。それから，人がどの話題で話すことになるのか，興味がわきます。さいころを振るのを見ていると，集中力も高まり，グループ意識も強くなる可能性が生まれます。

用　意

　白板とさいころを用意します。このごろは 100 円ショップなどでスポンジが入った，大きめのさいころが売られています。いざとなったら，さいころキャラメルでもいいでしょう。

やりかた

　リーダー「今日は六つの話題の中から，どんな話題が出ても話ができるようにさいころを持ってきました。目が一つでたら，たとえば，〈自分の好きなテレビ番組〉，二つがでたら〈好きな歌〉など，あらかじめテーマをきめておいて，さいころを振ります」

1. 「まず，六つの話題をきめましょう。どなたでも提案してください」
　たとえば，メンバーが好きなタレントとか，ちょっといい話とか，1万円あったら買いたいものなど，いろいろ言うのを白板に書いていきます。

　　コリーダーも，あらかじめ考えておいたものを言ってもかまいません。
　　たとえば，プレゼントにもらいたいもの，などもいいでしょう。

２．１から６までの数に話題を当てはめていきます。

３．「それでは，実際にさいころを振ってみましょうか。誰が一番先にし
　　ますか？」

４．「はい，それではＡさんにお願いします」さいころを渡す。「さあ，何
　　番がでるでしょうね」

５．さいころの目の数に従って，定まった話題で短く話します。（拍手）

配慮すること

　いろいろ，メンバーの興味や能力に合わせて，変化に富んだ話題の提案が
できるように，あらかじめ話題を考えておくことが大切です。季節感のある，
タイムリーな話題がいいでしょう。たとえば，２月ならば，チョコレートなど。

展開のために

　福島県のある保健所では，ダンボールでさいころを作り，その６面に，ビ
ニールをはり，袋のようにして，そこに話題の紙を差し込むことができるよ
うに工夫していました。話題をいろいろ変えることができて，その面がでた
ら，すぐその話題で話をする，ということを楽しんでおられました。

∞ エピソード ∞

　　東京都の中部総合精神保健福祉センターのみなさんとSST
　をしたとき，たまたま全員が男性で，１の「初恋の思い出」が
　３人もたてつづけにでて，大いに盛り上がったことを思い出し
　ます。

54

話題のしりとりゲーム

ねらい

　よく人の話を聞き，その中に用いられた単語を使って，今度はまったく違う話をしていく遊びです。集中力と自発性が養われるでしょう。一つの話題から次々と違う話題に発展していくおもしろさを楽しむことができます。人と話をしているとき，自分に苦手なことが話題になっても，さりげなく，話題を変える力がつきます。

用　意

　特にありません。

やりかた

リーダー「人と話をしていて，ちょっと，自分には苦手だなと思う話題になったとき，さりげなく，その話題を変えていく力がつくゲームをやってみましょう。これは，"話題のしりとりゲーム"と言います」

1.「まず，人の話を聞きます。その人が話す中で使っていた言葉をひろって，自分の話しやすい話題に変えていきます。ちょっと，私とコリーダーのＡさんでやってみますので，聞いていてください」

2．リーダー「私，昨日電車に乗っていて，文庫本の推理小説を読んでいたの。もう少しで犯人がわかるところで，ちょうど，降りるところにきてしまって，すごく，降りたくなかったの」。コリーダー「へえ，そうなんだ。ところで，電車と言えば，今度また，いまよりもっと速い新幹線ができたんだってね。ちょっと，気分を変えて，旅行にでも行ってみたいな」

3．「はい，このように話題が変わりました。この次の人が今度は，新幹線と言えば，とか，旅行と言えば，というように話題をひろって，自分の話をして，つないでいきます」

4．「一度，試しにやってみましょう。Bさんから，どうですか。ちょっと，長めに話をしてみてください。Cさん，よく聞いていてね」

5．Bさん「この前の日曜日に，ちょっと買い物に行って，行ったことのない店に入ったら，髪の長い女の子がいてね。かわいかったな」

6．「じゃあ，お隣りのCさん，どうぞ」

7．Cさん「ふーん。髪と言えば，このごろ茶色の髪とか，黄色い髪とか，紫とか，いろいろな色がでてきたね。あれって，健康にどうなんだろうね」

8．「はい，うまくいってますね。それじゃ，そのまま，Dさんにいきましょう」と，続けます。

✺ エピソード ✺

　いつも固い，むずかしい話をしてお説教しがちなお父さんと話をするのに，この練習がとても役に立ったデイケアのメンバーがいました。お父さんの話の中から自分が楽に話せる新しい話題を選べるようになったからです。

55

まちで会いました

ねらい

まちで友人と出会ったときの様子を想像してもらい，短い会話をしてみます。
参加メンバーの創造性と自発性を引き出すと同時に，それぞれのメンバーのコミュニケーション能力のアセスメントにも役に立ちます。このようなことが実際にある，地域で暮らしている人向きの活動です。

用 意

白板を用意します。

やりかた

リーダー「みなさん，今日はまちへ出かけて，おなじ利用施設の仲間と
会ったときの，短い会話を実際にやってみます。いろいろな人と話し
てみると，きっと参考になると思います」
1.「では，はじめに私が，コリーダーのAさんと一緒にやってみます。私
たちは本町1丁目のかどで会いました」モデリングを見てもらいます。
リーダー　「あら，こんにちは。どちらへ？」
コリーダー「あら，Bさん。私，ちょっと買い物に来たの」
リーダー　「いいわね。私も買い物だったの。じゃあ，またね。さよなら」

2. 「それでは，実際の会話に入る前に，みなさんは，どんな用事でまち
　に出て，どこに行くことがあるのか，教えてください」
3. メンバーの発言を白板に書いていきます。「お店」「クリーニング店」「薬
　局」「コンビニ」「図書館」「ビデオ屋」「駅」「親戚」「本屋」「スーパー」
　その他。
4. 「それではみなさん，それぞれ，どこに行く途中でもいいです。自分
　の行きたいところを選んで，適当に答えてみてください。あそこに書
　いてない場所でもかまいません」
5. 「では最初に，全員が立って部屋の中を歩いてください。まちに行っ
　た気分で歩いてみてください」全員に自由に歩いてもらいます。
6. 「はい，お友達に会いました。近くにいる人とペアになって，あいさ
　つしてみましょう。ちょっとおしゃべりしたら，また歩きます」
7. 「はい，また違う人と会いましょう。どうぞ，おしゃべりしてみましょう」
8. 「楽しそうにあいさつができましたね」
9. 「それでは，仕上げに何人かの方に，会話をやっていただきましょう。
　誰からしますか？」
10. 「では，Aさんですね。残りのみなさんは席に座って見ていましょう。
　Aさんは誰と出会うことに？　Bさん？　Bさん，手伝ってくれます
　か？　それでは，AさんとBさんが，まちで出会ったときの会話を見
　てみましょう」Aさんが終わったら，Aさんのよかったところ，Bさ
　んの相手役としてよかったところをほめます。全員がしなくてもいい
　ですが，やりたい人がいたら，やってもらいましょう。

配慮すること

　具体的な場所を言わなくてもすむ「ちょっと，そこまで」の表現も教えま
しょう。

セールス・ゲーム

ねらい

　ペアを作り，一人がセールスマン，一人がお客さんになります。セールスマンは自分が今持っているもの（身につけているもの，カバンのなかにあるもの）や，部屋のなかにある品物を選び，それを相手に買ってもらうために，一生懸命，商品のよいところ，買ったらトクをする点を伝えます。相手はなるべく買わないために，いろいろ質問したり，買いたくない理由を相手に伝えます。相手の言うことをよく聞き，それに対応することを言わなくてはならないので，注意を集中しながら，相手を説得するコミュニケーションのとりかたが練習できます。

用　意

　売る商品は，鉛筆，時計，ネクタイ，部屋の中の椅子，壁にかかっている絵など身近なものを活用していいですが，リーダーがあらかじめ，花瓶とか，ソファー，洗濯機，車などの絵をカードに貼りつけたものを用意してもいいでしょう。

やりかた

　リーダー「セールスマンは人を説得する方法をいつも研究しています。しかし，お客さんがうまくセールスマンの誘いを断ると無駄な買物をしないですみます。今日は二人ずつ組になってもらい，一人はセールスマン，一人は

お客さんになって，商品を買ったり，断ったりするゲームをしてみましょう」

1. 「まず，二人ずつの組を作ります」
2. 「どちらがセールスマンになり，どちらがお客さんになるかをきめてください」
3. 「それでは商品をお渡しします」リーダーがそれぞれのセールスマンに商品を手渡します。
4. 「セールスマンはできるだけ商品を売り込んでください。お客さんはできるだけ，断ってください。でもセールスマンの説得が上手だなあと感心したら，お客さんはあきらめて買ってもいいですよ。では，どうぞ，はじめてください」
5. いっせいに会話を始めてもらいます。
6. リーダーはみんなの間をまわって，必要な援助をしたり，メンバーの会話を聞いています。
7. 適当なところで終わりの合図をします。
8. それぞれのグループのお客さん役の人から，セールスマンの「殺し文句／一番，感心した売り込みの言葉」は何であったかを報告してもらいます。

配慮すること

　グループによっては，リーダーがセールスマンに具体的なヒントを教えてあげなくてはならないかも知れません。たとえば「一生使えますよ」とか「今が絶対のお買い得ですよ」などです。メンバーの中にセールスマンの経験のある人がいるかも知れませんので，聞いてみてください。

🔊 エピソード ✂

　これは JHC 板橋主催の SST 研修会で参加者から教えてもらいました。研修生たちが上記のようなセールスゲームをやってみて，楽しみました。

57

気分の落ちこみをいやすには

ねらい

　疲れをいやし，気分をリラックスさせるためには，いろいろな方法があることを知ってもらいます。まだやったことはないが，自分にもできそうな方法は何だろうと考え，それをみつけて他の人と話をしてみる，他の人の考えも聞く，という機会をつくります。

用　意

疲れをいやすためのアイデアをならべた用紙を用意しておきます（次頁）。

やりかた

リーダー「いろいろなことで，ああ疲れたと思うときがありますよね。そんなとき，みなさん，いろいろな方法で疲れをなおしていらっしゃると思いますが,そのアイデアを書き出してみました。長いリストになっていますが，この中には，うん，これはいいアイデアだ，と役に立つものがあるかもしれません」と，紙を見せます。

1. 「おくばりします」と，全員に紙をくばります。
2. 「ちょっと読んでみましょうか。一つずつ順番に読んでくださいませんか？」
3. 「Aさんからよろしいでしょうか？」（Aさんに1の項目を読んでもらいます。
4. 「はい，ありがとう。では次の項目，Bさん」Bさんは2の項目というように，全員で一つずつ読みあげます。

5. 「どうでしょうか？　へえ，おもしろそう，やってみようか，というのが
   ありましたか？　ちょっと二人組に分かれて，自分が試してみたいもの
   について話し合ってみませんか？」二人ずつの組に分かれてもらいます。

6. 2人で話し合えるように，リーダーやコリーダーは全体に目くばりを
   して必要な助言をします。

7. 「それでは，全体にもどってください。どうでしょう，自分が試して
   みたいと思ったアイデアについて，グループに話をしていただけます
   か？」と，メンバーの発言をうながします。

8. 最後に 37 の項目の全部にメンバーが自分がやりたいものに手をあげ
   てもらい，人気のあるものベストファイブを調べるのも面白いでしょう。

気分が落ち込んだときにできる活動のリスト

生活のなかでは，誰にでも，いろいろな出来事があり，気分が落ち込むことが
おきます。あなたは気分が落ち込んだとき，どんな方法で気分を晴らしますか？
あなたがやっていることに◎，やりたいことに○，をつけて下さい。

1. 家で一人でもできること

1）自分の好きな場所で昼寝をする
2）ゲームをする
3）甘い物を食べ，ゆっくりお茶を飲む
4）昼間に入浴剤を入れ，お風呂に入る
5）ペットと遊ぶ
6）冷たいフルーツを食べる
7）手を動かして作業をする（工作や刺繍など）
8）ぬいぐるみと遊ぶ
9）人からもらった昔の手紙を読む
10）ゆっくりと好きなうたを歌う
11）聖書や仏典を声を出して読む
12）お香をたいて，香りを楽しむ

2. 家で人とすること

13）家族に愚痴を聞いてもらう
14）マッサージをしてもらう
15）気の合うひとに長電話をする
16）料理を手伝ってキャベツなどをきざむ
17）感動するビデオなどを見て泣く

3. 外ですること

18）公園にいってブランコに乗る
19）プールでのんびり泳ぐ
20）激しい運動をして汗を流す

21）カラオケに行く
22）電気屋でコンピューターをいじる
23）新しい洋服を思い切って買う
24）映画を見る
25）美術館に行って絵を見る
26）本屋さんで立ち読みをする
27）散歩をして，よその庭の花を楽しむ
28）カメラを手にしてきままに写真をとる
29）海を見に行く
30）しゃれたカフェやレストランに入る
31）美容院や理髪店に行く
32）会うと楽しい人に会いに行く
33）マッサージに行く
34）森林浴に行く
35）星空が見えるところに行く
36）温泉に行く
37）ウインドウショッピングをする

4. ほかにあなたが人に勧めたい活動をお書き下さい

5. これらの活動調べをしてみて，どんな感想を持たれましたか？

作家をめざそう

ねらい

　人の話をよく聞き，創造的に文章をまとめ，人の前で話をする練習になります。

用　意

白板のほか，特にありません。

やりかた

リーダー「今日は頭の体操をして，元気になりましょうか。"作家をめざそう"というゲームです」

1. 「単語を二つ聞いて，その単語を使って短い文章を作りましょう。まず，試しにやってみましょうか。えーと〈りんご〉と私が言います。何を連想しますか？」たとえば，リーダーの隣りのメンバーの意見を聞く。

2. メンバー「果物屋さん」

3. 「では，果物屋さんとりんご，という二つの言葉がでてきましたね。作家をめざすあなたの才能で，この二つの言葉を使って，物語を作ってください。どうでしょうか」

4.「試しに，私が作ってみます。A子さんのうちは果物屋です。ときどき，とてもハンサムな青年がりんごを買いにくるので，A子さんは，いつも，その青年には，一番おいしそうなりんごをあげます」

5.「それでは，すんだ人が，二つの単語を言います。次の人がまた話を作りますが，別に今の物語の続きでなくてもいいです。では，青空と飛行機です」

6.「できましたら，Cさん，お話ししてください」

7.メンバーC「A子さんは，いつか，彼と飛行機に乗って，青空を一緒に飛んでいきたいと思っていました」（拍手）

8.「ストーリーが続いて，すばらしかったですね。では，今度はCさんから，二つの単語を出してください」と続けます。

配慮すること

難しくならないように注意します。二つの単語をコリーダーがホワイトボードに書き出すと，文章が作りやすくなる人がいれば，ホワイトボードを活用しましょう。

展開のために

もっとできるグループには，リーダーはグループ全体に三つの単語を言います。それら三つの単語を使って，一番早く文章を作った人に手をあげて，言ってもらいます。

59

あみだ SST

ねらい

　楽しみながら，自分でいろいろなコミュニケーション能力を試してみるよい機会になります。ある程度，SSTに慣れてからがいいでしょう。メンバーにとっては体力テストのようなものです。リーダーはよく聞き，よく観察していましょう。メンバーのコミュニケーション能力を知る一つの手がかりになるでしょう。

用　意

　答えのところに番号の書いてあるあみだくじをあらかじめ作っておき，始まったら白板にでも貼りだします。次頁にあるようなSSTの課題に番号をつけてプリントにし，人数分だけ用意します。

やりかた

　リーダー「今日はおもしろいあみだくじを作ってきました」
　1.「下のほうに，いろいろなコミュニケーションの課題が書いてあります」
　2.「あみだくじになっていますので，それぞれ，好きなところを選んでください。実際に線を引いてみて，到達したところに書いてある番号の課題を実行してみるというものです。課題は別紙に書いてあります」

3.「では，どこでも選んでください。名前を書いていきましょう」
4.「それでは，実際にやってみましょうか」

配慮すること

メンバーの能力にあった適切な課題を考えましょう。

＊あみだくじに書いてある課題の例＊

①お正月の思い出を短く話す。

②誰かをほめる。

③思い出のある歌について話をする。

④支援者に，なぜいまの仕事を選んだのか，聞いてみる。

⑤もし，旅行に行けるのなら，どこに行ってみたいか，なぜか，を話す。

⑥自分が一番大事にしているものについて話す。

⑦メンバーからの三つの質問に答える。

⑧今，一番食べたいものは何かを話す。

⑨リーダーに，今，楽しみにしていることは何かを聞いてみる。

⑩メンバーの誰かと好きなテレビの番組について，少し長く話をする。

⑪メンバーの誰かにお店の人になってもらい，自分の買いたいものを買
　いにいく場面を実際にやってみる。

⑫メンバーの誰かと楽しかった旅行の思い出について話をする。

60

SST すごろく

ねらい

　遊び心をもって，SST のいろいろな練習の仕上げができる活動です。一つのクールの終わりにふさわしい活動になります。この後にお茶を飲みながら，感想を話し合い，修了証書や賞状などを渡して，SST グループの終わりにしてもいいでしょう。もちろん，グループがある程度 SST に慣れてきたら，この活動を行い，メンバーのスキルの再評価に役立たせることもできます。

用　意

①ホームセンターなどで売っている６畳くらいのビニールシートに，すごろくのように隅にスタートを書き，真ん中が上がりになるように線を引きます。シートがなければ，ビニールテープをゆかに直接，渦巻き状に四角く貼っていき，すごろくの目になる「こま」を作って番号をふります。

②大きなサイコロが一つ必要です。最近，中にフォームラバーが入ったサイコロを 100 円ショップでみつけましたが，工夫してください。

③すごろくの目のいくつかに，SST にふさわしいコミュニケーションの課題を割り当てます。どの番号にきたら，どの行動をするかの一覧表を白板に貼っておきます。メンバーによって，課題をいろいろ変える工夫をします。

【課題の例示】

● スタッフのところにいって自己紹介する。

- 服装に赤か黒の色がある人のところにいってほめる。
- 一番背の低い人のところにいって「休みの日」の過ごし方を聞く。
- 100万円あったら何をしたいかを全員に向かって話す。
- 冬の歌をうたう。
- 自分の一番ほしいものについて全員に向かって話す。
- もう一度，いけたらいってみたいと思う所について，リーダーに話す。
- 知っているおとうふ料理の作り方・食べ方の一つを全員に向かって説明する。
- 自分が一緒に食事をしてみたいタレントについて，コリーダに話をする。
- 三つ戻る／二つ進む／1回お休み

やりかた

リーダー「すごろくを楽しみましょう。止まったらやることがある番号がところどころにあります。何番にいったら何をするかは，白板のところに貼ってある紙に書いてあります。どんどん進んで行って，一番先にあがりに到達した人が勝ちです」人数が10人以上であれば，グループを二つに分けて進めるといいでしょう。

1.「それでは，みなさん，スタートのところに集まってください。では誰から一番先にやってもらえますか？」と，進めていきます。ゲームをしていないグループはまわりで見ています。

🎀 エピソード 🎀

　かつて東京の精神科病院で働いていた前田正博さんの実践からヒントをもらいました。上越市の川室記念病院の石黒太一看護師さんが，メンバーのみなさんとこの活動を楽しんでいらっしゃるところに参加させていただき，効果を再確認できたのもよい思い出です。

MEMO

ウォーミングアップ活動のアイデアを書きとめておきましょう。

おわりに

　人が人を支援するという仕事は限りなくむずかしいものです。30 年以上
も SST をやってきましたが，いまでも毎回，新しい発見があります。
　刑務所で SST をやったときのことです。みなさんと一緒に履歴書の手渡
し方を勉強しました。「相手から見て，読みやすい向きにして手渡すことが
ポイントです」と私は言って，履歴書の入った封筒をくるりとまわしてから
相手に渡す，というのをやってみせました。「鋏でも相手に刃先をむけないで，
くるりとまわして渡しますよね。建築現場でもスパナを相手が受け取りやす
いようにまわして渡す，同じ事ですよね。」
　すると一人の男性が突然，大きな声で「ああ，そういうことか！」と言っ
たのです。「おれは昔から，もっと気を遣えよ，といつも怒られてばかりだっ
た。気を遣うって，こういうことだったんだ‼」その男性の嬉しそうな口調
はいまでも忘れられません。具体的にわかりやすく教えてくれる人に恵まれ
てこなかった方はめずらしくないでしょう。SST の大切さを深く学びました。
　ああ，そう言うことか，と納得できる SST への入り口をつくるために，
よいウォーミングアップ活動は役に立ちます。読者のみなさまのご成功をお
祈りしています。

著者紹介

前田ケイ（まえだ・けい）

　ハワイ大学社会学部社会学科卒業，BA。

　コロンビア大学ソーシャルワーク大学院修士課程卒業　MS。

　ルーテル学院大学及び大学院で，ソーシャルワーカーと臨床心理士を目指す人達の教育にあたる。現在，ルーテル学院大学名誉教授。

　SST 普及協会の SST 認定講師及び顧問

　1983 年よりサイコドラマを学び始める

　1988 年より東京大学附属病院精神神経科デイホスピタルで，医師らと SST の日本への導入に努力，日本各地での精神科患者のリカバリーのために SST が活用されるように尽力している。また，矯正教育や更生保護事業での SST の実践にも関わり，保護司など，支援者の養成にもあたっている。

　2003 年，瀬戸山賞受賞

［著書］

「ビレッジから学ぶリカバリーへの道」（監訳／金剛出版，2005），「SST の技法と理論：さらなる展開を求めて」（共著／金剛出版，2009），「幻聴が消えた日」（監訳／金剛出版，2009），「基本から学ぶ SST」（星和書店，2013），「生きる力をつける支援のために：保護司面接のための SST マニュアル，DVD 付き」（日本更生保護協会協会，第二版，2019）など。

SSTウォーミングアップ活動集 [新訂増補版]
——社会的スキル学習を進めるために——

2021 年 3 月 10 日　印刷
2021 年 3 月 20 日　発行

著　者　前田　ケイ
発行者　立石　正信
印刷・製本　平河工業社
装丁　臼井新太郎
装画　桜田耕司／カバーイラスト　楠木雪野

株式会社　金剛出版
〒 112-0005　東京都文京区水道 1-5-16
　　　　　　電話 03（3815）6661（代）
　　　　　　FAX03（3818）6848

ISBN978-4-7724-1818-8　C3011　　　　　　　　Printed in Japan ©2021

JCOPY 〈（社）出版者著作権管理機構 委託出版物〉
本書の無断複製は著作権法上での例外を除き禁じられています。複製される場合は，そのつど事前に，出版者著作権管理機構（電話 03-5244-5088，FAX 03-5244-5089，e-mail: info@jcopy.or.jp）の許諾を得てください。

気になる子どもの SST 実践ガイド

［監修］＝山本淳一 作田亮一
［著］＝岡島純子 中村美奈子 加藤典子

●B5判 ●並製 ●180頁 ●定価 **2,600**円＋税
● ISBN978-4-7724-1796-9 C3011

保護者へのペアレント・トレーニングを併用し
発達が気がかりな子の気づきを促し
行動を変容していく SST を学んでいく
子どもの「できる力」を伸ばす実践ガイド。

改訂増補 セルフヘルプ・グループと サポート・グループ実施ガイド
始め方・続け方・終わり方

［著］＝高松 里

●A5判 ●並製 ●184頁 ●定価 **2,800**円＋税
● ISBN978-4-7724-1803-4 C3011

セルフヘルプ・グループとサポート・グループを
始めたいすべての人に贈る
ロングセラーの初版を大幅にアップデートした決定版。

発達障害児のための SST

［著］＝スーザン・ウィリアムス・ホワイト
［監訳］＝梅永雄二 ［訳］＝黒田美保 諏訪利明 深谷博子 本田輝行

●B5判 ●並製 ●220頁 ●定価 **3,200**円＋税
● ISBN978-4-7724-1500-2 C3011

ＡＳＤの子どもたちにソーシャルスキルを
教えるにはどうしたらいいのか？
個々のケースに合ったプログラムを組むための
実践的アプローチとアドバイスを提示する。